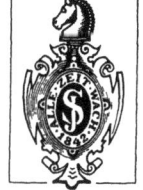

DMSO

Die Anwendung in der Medizin

The Use of DMSO in Medicine

Herausgegeben von
S. W. Jacob R. J. Herschler H. Schmellenkamp

Mit 54 Abbildungen und 28 Tabellen

Springer-Verlag
Berlin Heidelberg New York Tokyo

Herschler R. J., B. S.
DMSO Research Institute
1960 S. W. 16th Avenue, Portland,
Oregon 97201, USA

Jacob S. W., M. D.
Gerlinger Associate Professor,
The Oregon Health Sciences University,
School of Medicine, Department of Surgery,
3181 S. W. Sam Jackson Park Road, Portland,
Oregon 97201, USA

Dr. H. Schmellenkamp
Med. Wiss. Abteilung
Merckle GmbH, chem.-pharm. Fabrik
Postfach 1161, D-7902 Blaubeuren

CIP-Kurztitelaufnahme der Deutschen Bibliothek

DMSO – die Anwendungen in der Medizin = The use of DMSO in medicine /
Hrsg.: S. W. Jacob ... – Berlin ; Heidelberg ; New York ; Tokyo : Springer, 1985.
ISBN-13: 978-3-540-15351-1   e-ISBN-13: 978-3-642-70428-4
DOI:10.1007/978-3-642-70428-4
NE: Jacob, Stanley W. [Hrsg.]; DT

Druck u. Einband: Beltz-Offsetdruck, Hemsbach/Bergstraße
2121/3140–543210

Geleitwort

Dimethylsulfoxid (DMSO) ist als Substanz keine Unbekannte: seit Jahrzehnten wird es als Lösungsmittel für bestimmte organische Verbindungen in der chemischen Industrie benutzt.

Erst in den letzten Jahren ist DMSO als Arzneimittel (wieder) entdeckt worden. Nachdem erste Versuche bald nach dem 2. Weltkrieg mit unzureichend reinem DMSO aufgrund ihrer Nebenwirkungen eingestellt wurden, begann die systematische Untersuchung von DMSO später nochmals – mit der hochgereinigten Substanz. Aufgrund der Vorgeschichte – in den USA war DMSO zeitweise unter dubiosen Umständen in Verkehr gebracht worden – galt es, viel Mißtrauen und Vorurteile abzubauen.

Heute, nach zahlreichen toxikologischen Untersuchungen und jahrelangen Erfahrungen am Menschen kann diese Substanz als ausreichend sicher betrachtet werden. In der Bundesrepublik Deutschland gehört das DMSO-haltige Dolobene Gel heute zu den führenden Externa im Sport- und Rheumabereich. Die wissenschaftliche und klinische Erforschung von DMSO und seinen Kombinationen zusammenzufassen und anzuregen, war Ziel dieses Workshops. Heute können wir sagen, daß die Erwartungen weit übertroffen wurden, daß bereits Neuentwicklungen auf der Basis von DMSO in der klinischen Prüfung sind.

Besonderer Dank gilt allen Tagungsteilnehmern, besonders aber den beiden Vorsitzenden, Herrn Dr. Jacob und Herrn Herschler, Portland (USA) sowie Frau Bauer, Frau Eckle und Herrn Dr. Rübsamen von der Abt. Med.-Wiss. und Herrn Wand als Organisationsleiter.

Blaubeuren, im September 1985   Dr. med. Michael Herschel
                                   (Leiter Bereich Medizin, Merckle GmbH)

Preface

Physical pain can be a serious burden, and relief of incapacitating pain must be viewed as a great blessing; any degree of relief contributes to the overall quality of life.

The proceedings of this Seventh International Scientific Workshop on the Use of DMSO in Medicine focus strongly on pain control. It is fitting that Merckle GmbH, who sponsored this meeting, held on 12–14 October 1984 in Neu-Ulm, are also the manufacturers of Dolobene gel. This balanced pain-relieving DMSO preparation is available in Germany.

Included in these proceedings are studies by researchers describing the vehicle role of DMSO in providing local anesthesia when combined with cocaine or tetracaine.

DMSO has a wide spectrum of activity, as evidenced by presentations on clinical and laboratory benefits seen with vascular disease, neurological trauma, scleroderma, thermal burns, amyloidosis, and musculoskeletal disorders. Pain is common to all these conditions. On consideration of the wealth of new information presented at this international gathering, it could easily be retitled a workshop on pain.

The workshop environment is conducive to a free exchange of information and viewpoints. For example, during informal discussions with Dr. R. M. Balabanova, of the Institute of Rheumatology, USSR Academy of Medical Sciences, it was learned that approximately half the patients seen at her Institute receive DMSO as adjuvant or primary therapy. The wide use of DMSO in human and veterinary medicine in Israel was discussed informally. We described the recent work we saw with DMSO in the People's Republic of China during our visit in 1984.

Neu-Ulm, with the calm, beautiful Danube coursing through a lovely landscape, is a most fitting place to meet and discuss how science can further ease the burden of pain.

Robert J. Herschler
Stanley W. Jacob

Inhaltsverzeichnis

III. DMSO bei venösen, arteriellen und lymphatischen Zirkulationsstörungen

IV. DMSO bei anderen Krankheitsbildern

V. DMSO als kryoprotektives Agens

VI. DMSO und hitzegeschädigte Haut (Tierexperimente)

Autorenverzeichnis

BALABANOVA R. M., DR.
Institute of Rheumatology, USSR Academy of Medical Sciences, Petrovka 25,
103769 Moskau, USSR

BAUER, A. J., DR.
Chir. Klinik und Chir. Poliklinik Innenstadt der Universität München,
Nußbaumstraße 20, 8000 München 2

BENKENDORFF P., DR.
Arzt für Orthopädie, Poststraße 36, 2000 Hamburg 36

BROWN J. HAROLD, M. D.
Cabrini Medical Tower, 901 Boren Avenue, Suite 1900, Seattle, Washington 98104,
USA

CALESNICK B., M. D.
Professor of Pharmacology and Medicine, Hahnemann University,
School of Medicine, Department of Pharmacology, Broad & Vine, Philadelphia,
Pennsylvania 19102, USA

FLORIAN A., DR.
Surgeon – Phlebologist, Golomb Av. 26, Haifa, Israel

GERBOTH C., DR.
Arzt für Allgemeinmedizin und Sportmedizin, Hauptstraße 110, 6902 Sandhausen

HERSCHLER R. J., B. S.
DMSO Research Institute, 1960 S. W. 16th Avenue, Portland, Oregon 97201, USA

JACOB S. W., M. D.
Gerlinger Associate Professor, The Oregon Health Sciences University, School of
Medicine, Department of Surgery, 3181 S. W. Sam Jackson Park Road, Portland,
Oregon 97201, USA

KAPPERT A., PROF. DR.
Spezialarzt für Innere Medizin, Abteilung für Klinische Angiologie,
Medizinische Fakultät Universität Bern, 3000 Bern, Schweiz

KLEINE M. W., DR.
Arzt für Allgemeinmedizin, Allergologie und Sportmedizin, Städt. Krankenhaus
München-Schwabing, Dermatologische und Allergologische Abteilung,
Kölner Platz 1, 8000 München 40

KOPP H., DR.
Chefarzt Kreiskrankenhaus – Innere Abteilung – Albert-Schweitzer-Straße 10-20,
6120 Erbach/Odw.

KÜRTEN K., DR.
Chir. Universitätsklinik Köln, Josef-Stelzmann-Straße 9, 5000 Köln 41

LÖFFLER H., DR.
Mörikestraße 11, 6520 Worms

MICHAEL J., PROF. DR.
Arzt für Orthopädie und Sportmedizin, Rosenstraße 5, 4787 Geseke

PAPŠO S., DR.
Športová 2, 97101 Prievidza, ČSSR

SCHERBEL A. L., M.D.
Arthritis Center Ltd., St. Luke's Hospital, Medical Center, 525 N. 18th Street,
Phoenix, Arizona 85006, USA

THRON, F. R., DR.
Universitätsklinik für Hals-Nasen-Ohren Freiburg, Killianstraße 5, 7800 Freiburg

DE LA TORRE J. C., M.D., PH.D.
Associate Professor of Neurosurgery and Anatomy, Division of Neurosurgery,
University of Ottawa, Health Sciences, 451 Smyth Road, Ottawa, Ontario,
K1H 8M5, Canada

WOLF K., DR.
Chir. Klinik und Chir. Poliklinik Innenstadt der Ludwig-Maximilians-Universität
München, Nußbaumstraße 20, 8000 München 2

I. Übersichtsreferate zu DMSO

DMSO: Gegenwart und Zukunft

Obwohl in einigen Kreisen „umstritten", ist DMSO z. Z. in 50 Ländern der Welt, einschließlich den USA, eine verschreibungspflichtige Substanz. Die biologische und klinische Bedeutung ist in über 5000 wissenschaftlichen Arbeiten, 5 internationalen Symposien und 7 Monographien behandelt worden. Ein internationales Symposium fand 1965 in Berlin, ein anderes 1966 in Wien statt.

Dieser Bericht beinhaltet toxikologische, pharmakologische und klinische Gesichtspunkte.

Toxikologie

Aus den z. Z. vorhandenen Daten kann gefolgert werden, daß DMSO bei nicht allzu hoher Dosierung, bei jeder Anwendungsart und bei jedem Tiermodell sicher ist.

DMSO ist im Tierversuch topisch, subkutan, intramuskulär, intraperitoneal, intravenös, oral, intrathekal und durch Inhalation verabreicht worden. Es ist in das Auge, auf Schleimhäute und in die Harnblase instilliert worden. Die Anwendung erfolgte bei folgenden Tierarten: Goldfisch, Maus, Ratte, Meerschweinchen, Hund, Huhn, Hamster, Kaninchen und Rhesusaffe.

Große Aufmerksamkeit wurde der Toxizität des DMSO an der Augenlinse gewidmet. Besonders die orale Anwendung von DMSO bei Hunden, Kaninchen und Schweinen hat Veränderungen des Brechungsindex der Linse mit progressiver Myopathie zur Folge. Die Linsen der behandelten Tiere wurden nicht getrübt. Nicht alle Tierarten waren durch die Therapie in demselben Ausmaß betroffen. Zum Beispiel sind Kaninchen ziemlich empfindlich, während Rhesusaffen widerstandsfähiger sind. Bis heute waren die Linsenveränderungen die wichtigste toxische Wirkung, die im Tierversuch aufgezeigt worden ist.

De la Torre (1983) verabreichte 9 Tage lang DMSO i. v. an Affen in einer Dosierung von 3 g/kg KG. Es konnte keine toxische Wirkung der Substanz festgestellt werden. Vogin hat DMSO 18 Monate lang oral an Affen verabreicht mit einer täglichen Dosierung von 3 g/kg KG, ohne daß okulare oder sonstige Nebenwirkungen auftraten.

Klinische Nebenwirkungen

Nur wenige schwere Nebenwirkungen sind bei der Gabe von DMSO am Menschen beobachtet worden. John u. Laudahn (1967) berichteten über Nebenwirkungsraten bei topischer Anwendung von hochprozentigem DMSO bei 4180 Patienten, von denen einige über ein Jahr lang behandelt wurden. Die Häufigkeit einer lokalisierten Dermatitis lag bei 3,5%, bei generalisierter Dermatitis unter 0,1%; Kopfschmerzen und Übelkeit traten in 1,6% der Fälle auf. Die lokalisierte Dermatitis wurde bei dieser Studie als Grund für einen Therapieabbruch gewertet. Die meisten Patienten hatten den typischen Mundgeruch, der mit der DMSO-Therapie verbunden ist.

Bei Patienten der University of Oregon Medical School wurden 2 Jahre lang zahlreiche hämatologische und klinisch-chemische Parameter überwacht, einschließlich SGOT, SGPT, Gesamteiweiß, Albumin-Globulin-Quotient, Serum- und Harnstickstoff, Bilirubin, alkalische Phosphatase und Prothrombinzeit. Vorübergehende Erhöhungen der SGOT und SGPT wurden beobachtet, aber keine signifikanten Veränderungen konnten entdeckt werden.

Beim Menschen sind keine Linsenveränderungen beobachtet worden. Darauf wurde bei Patienten sorgfältig geachtet.

In einer abgeschlossenen kontrollierten Studie wurde Probanden DMSO-Gel (80%) in einer Dosierung von 1 g/kg KG täglich auf die gesamte Körperoberfläche aufgetragen. 65 Probanden führten die Behandlung 90 Tage lang durch. Keine Änderungen der Augenfunktion wurden festgestellt. Die durchschnittliche Dosierung beim Menschen liegt pro Tag bei ca. 0,1–0,2 g/kg KG.

Kligman (1965a) behandelte Patienten topisch mit DMSO und beobachtete, daß die Steigerung der Hautresorption nicht mit irreversiblen Schädigungen der Hornhautschicht verbunden war. Kligman (1965b) berichtete weiterhin über starke histaminfreisetzende Eigenschaften an der Applikationsstelle. Diese Histaminfreisetzung entwickelte sich rasch und zeigte sich durch Quaddelbildung und Hitzegefühl, wenn Konzentrationen von über 70% unter Okklusion aufgetragen wurden. Diese Reaktion trat während der ersten oder den ersten beiden Wochen bei 1-oder 2maliger Gabe pro Tag auf und verschwand dann während der weiterenAnwendung, wenn der Vorrat der Mastzellen an Histamin aufgebraucht war.

Kanzerogenität und Mutagenität

Ich habe auch eine sehr sorgfältige Durchsicht der Literatur vorgenommen, um die Frage nach der Kanzerogenität oder Mutagenität des DMSO zu klären. Der Bericht mit 23 einschlägigen Referenzen enthielt folgende Endbewertung: „Zusammengefaßt kann nach sorgfältiger Analyse wissenschaftlichen Materials aus In-vitro-Versuchen, Tierversuchen und Klinik geschlossen werden, daß DMSO weder kanzerogene noch mutagene Wirkung zeigt. Tatsächlich gibt es sogar Berichte über sowohl antikanzerogene als auch antimutagene Wirkungen des DMSO."

Pharmakologie

DMSO weist ein weitgefächertes Spektrum pharmakologischer Eigenschaften auf, wie Membranpenetration, Entzündungshemmung, Analgesie, Bakteriostase, Diurese, Wirkung auf gleichzeitig verabreichte Substanzen (Carrierfunktion), Cholinesterasehemmung, Erweichung pathologischer Kollagenablagerungen, Vasodilatation und muskelrelaxierende Wirkung. Zwei weitere pharmakologische Eigenschaften sind die Stimulierung der Wundheilung und das Abfangen von Hydroxylradikalen.

Klinische Wirkung von DMSO

Einige hundert klinische Prüfungen mit topisch appliziertem DMSO oder DMSO-Kombinationen sind bisher veröffentlicht worden. Darunter sind eine beträchtliche Anzahl gut geführter kontrollierter Prüfungen enthalten. Hier soll aber nicht der Versuch einer ausführlichen Übersicht über die Weltliteratur gemacht werden. Eine ausführliche Monographie über die klinische Anwendung von DMSO wird von unserer Gruppe vorbereitet.

Die meisten der klinischen Studien erbringen einen Wirksamkeitsnachweis. Die paar wenigen negativen Berichte sind zum größten Teil Prüfungen von DMSO bei rheumatoider Arthritis, einer äußerst schwierig zu bewertenden Erkrankung. Eine kritische Literaturübersicht zeigt, daß topisch appliziertes DMSO zumindest ein nützliches Zusatztherapeutikum bei der Behandlung der rheumatischen Arthritis ist. Die Ergebnisse der initialen Pilotstudien sind durch kontrollierte Prüfungen bestätigt worden.

DMSO wird üblicherweise topisch angewandt; die Behandlung muß individuell angepaßt werden. Die optimale Konzentration des DMSO liegt zwischen 50 und 80% oder sogar bei 90%. Im allgemeinen reagieren Gesichts- und Halspartien empfindlicher auf DMSO als andere Körperteile.

Topische Konzentrationen von DMSO sollten an Körperteilen mit vaskulärer Beeinträchtigung unter 70% gehalten werden. Vorzugsweise sollte die Therapie mit niedrigeren Konzentrationen begonnen werden, bis die Hauptverträglichkeit sichergestellt ist. Wenn DMSO in Kombination mit anderen Substanzen angewandt wird, kann die DMSO-Konzentration geringer sein.

In einigen Fällen (z. B. Peyronie-Krankheit oder Sklerodermie) ist die Behandlung sehr langwierig (über 1 Jahr). Die Häufigkeit der Anwendung ist vom Krankheitsbild abhängig und variiert dementsprechend.

Wenn DMSO über längere Zeiträume bei sehr starken vaskulären Beeinträchtigungen angewandt wird, ist es trotz seiner bakteriostatischen Eigenschaften notwendig, periodisch Antibiotikaschutz zu geben.

Akute und chronische Erkrankungen des Bewegungsapparates

John, Demos, Steinberg, Lockie und Paul haben Studien über den Wert einer topischen DMSO-Applikation in akuten Fällen von Bursitis, Myositis, Radikulitis,

Zerrungen, Verstauchungen, Distorsionen, Tendinitis, Neuritis, Verbrennungen, Synovitis, Osteoarthritis, rheumatoider Arthritis und Bandscheibenbeschwerden durchgeführt. Üblicherweise sprachen über 75% der Patienten gut auf die Behandlung an. Außer gelegentlichen allergischen Reaktionen wurden keine ernsthaften Nebenwirkungen bekannt.

Arthritis

Eine der gut geführten kontrollierten Prüfungen bei rheumatoider Arthritis wurde vom Committee of Clinical Drug Testing der Japanischen Rheumaliga bei 274 Patienten (55 männliche und 219 weibliche Patienten) durchgeführt. 50- oder 90%iges DMSO wurde 4 Wochen lang 2mal täglich auf die betroffenen Gelenke aufgetragen. Die Prüfung wurde einfachblind durchgeführt; die Kontrollgruppe erhielt Propylenglykol. Folgende Parameter wurden bestimmt:
1. artikuläre Symptome
   (Spontanschmerz, Druckschmerz, Bewegungsschmerz, Wärmegefühl),
2. Greifstärke (mmHg),
3. Gelenkumfang,
4. Gelenkbeweglichkeit.

Die Kontrollen erfolgten vor und nach 2 und 4 Wochen Therapie. Sämtliche Prüfbögen wurden an eine zentrale Stelle geschickt und dort statistisch ausgewertet. Sowohl 50- als auch 90%iges DMSO wurden als wirksam befunden; zwischen den beiden Konzentrationen ergaben sich keine Unterschiede. Beide waren signifikant besser als Propylenglykol. DMSO linderte die Gelenkschmerzen und erhöhte die Beweglichkeit und Greifstärke.

Viele andere Studien wurden bei Arthritis durchgeführt. Diese sind in den Annals of the New York Academy of Sciences (1967), dem Berliner DMSO-Symposium 1965 und dem Wiener DMSO-Symposium 1966 ausführlich beschrieben.

Keloide

Engel (1967) prüfte DMSO bei 10 Patienten mit Keloiden. DMSO in Konzentrationen von 50–80% wurde 2- bis 3mal täglich aufgetragen. Nach einigen Monaten war eine Abflachung der Narben mit mikroskopischen Veränderungen der Haut eingetreten, die durch eine Auflockerung der Kollagenbündel charakterisiert waren.

Sportverletzungen

Paul (1966) stellte eine Studie vor, bei der er die Ausfallzeiten durch die Verletzung bei professionellen Baseballspielern verglich. Innerhalb eines Jahres verabreichte er DMSO an 28 Patienten, im Vorjahr behandelte er ohne Anwendung von DMSO 42 Patienten. Die Ausfallzeiten waren unter der konventionellen Therapie 3mal größer als unter Behandlung mit DMSO.

Kollagenosen

Frommhold et al. (1967) prüften die topische Anwendung von DMSO bei Patienten mit subkutaner Fibrose, einer Folgeschädigung durch starke Bestrahlung von tiefliegenden bösartigen Gewebsveränderungen. Nach Anwendung von DMSO zeigte sich eine allmähliche Erweichung und Reduzierung der Indurationen.

Scherbel hat aufgezeigt, daß topisch appliziertes DMSO die kutanen Ausprägungen der Sklerodermie sowohl klinisch als auch histologisch verbessert.

Anästhesie

Brechner et al. (1967) zeigten, daß durch die topische Anwendung einer Lösung von 5- bis 33%igem basischem Tetracain in DMSO eine intensive Anästhesie der intakten menschlichen Haut erreicht werden kann.

Ochs (1966) setzte DMSO zur topischen Anästhesie vor Durchführung von Parazentesen ein; er benutzte eine Lösung von 4% Tetracain in reinem DMSO. Diese Lösung wurde mit einem Wattestäbchen auf das Trommelfell aufgebracht. Eine Minute nach Anwendung trat die Anästhesie ein und hielt für die gesamte Dauer des Eingriffs an. Ochs wies darauf hin, daß diese Substanzen nicht in den Gehörgang getropft werden sollten, da sonst starkes Brennen auftritt, das bis in den Hals-Nacken-Bereich ausstrahlt.

Ophthalmologie

Gordon (1967) wandte DMSO erfolgreich intraokular zur Behandlung von Ödemen der Kornea an.

Urologie

Im Bereich der Urologie wandten Persky u. Stewart (1967) DMSO zur Behandlung verschiedener Urogenitalerkrankungen wie Peyronie-Krankheit und akuter Epididymitis an. Bei 6 von 13 Patienten mit Peyronie-Krankheit zeigte sich eine signifikante Verbesserung; sie konnten wieder normalen Geschlechtsverkehr aufnehmen. Bei einem Patienten verschwand der fibröse Belag vollständig, bei 3 anderen zeigte sich ein deutlicher Rückgang der Fibrose.

Die Anwendungsdauer betrug zwischen 8 und 12 Wochen. Bei 7 von 12 Männern mit akuter Epididymitis brachte die topische Anwendung von DMSO schnelle Besserung der lokalen Beschwerden und Schmerzen.

Stewart et al. (im Druck) berichteten über Erfolge bei interstitieller Zystitis über die Dauer von 5 Jahren bei etwa zwei Drittel der Patienten, die mit intravesikal instilliertem DMSO behandelt wurden. Sie stellten fest, die Behandlung sei einfach, billig und sicher in der Arztpraxis durchzuführen.

Gynäkologie

Ayre u. LeGuerrier (1967) wandten DMSO in der Gynäkologie an. Die Autoren setzten Hormone ein, die direkt auf lokalisierte Zervixkarzinome in situ aufgetragen wurden. Weder die alleinige Anwendung von Hormonen, noch die von reinem DMSO erbrachte Veränderungen. Die Anwendung von DMSO mit Dexamethason auf das lokalisierte Karzinom in situ erbrachte nach 2–3 Wochen regressive zytologische Veränderungen. Diese Ergebnisse wurden dahingehend interpretiert, daß DMSO bei einer kleinen Gruppe von 6 Patientinnen wachstumshemmende Wirkung zeigte.

Klinische Studien im Ausland

Großbritannien

In 2 kontrollierten klinischen Prüfungen wurden Idoxuridin und DMSO zur Behandlung des Herpes zoster eingesetzt. Die Prüfung auf antivirale Wirksamkeit erfolgte durch intermittierende Gabe von 5% Idoxuridin mit DMSO und durch kontinuierliche Gabe von 40% Idoxuridin mit DMSO 4 Tage lang bei Patienten mit beginnendem Zoster.
Die meisten der Patienten mit intermittierender Behandlung klagten nur kurze Zeit über Schmerzen. Die Wirksamkeit einer kontinuierlichen Behandlung war verblüffend. Innerhalb von 9 Tagen waren alle Patienten schmerzfrei, und der Heilungsprozeß war beschleunigt. Die Ergebnisse waren statistisch signifikant.

Polen

Glazewski (1968) führte eine kontrollierte Studie bei 38 Patienten mit lumbalen und zervikalen Bandscheibenbeschwerden durch. Beide Gruppen wurden mit herkömmlichen, nichtoperativen Methoden behandelt. Im Vergleich zur Kontrollgruppe war die Behandlungsdauer bei der DMSO-Gruppe um die Hälfte verkürzt. Krzywicki (1966) behandelte 32 Patienten mit Periodontose entzündlicher Genese der oberflächlichen und tiefer gelegenen Gewebeschichten mit einer 30%igen DMSO-Lösung. Bei allen Patienten konnte Schmerzfreiheit und Entzündungsrückgang erzielt werden. Das Patientenkollektiv umfaßte 20 Frauen und 12 Männer mit Zahnfleischtaschen. Begleitsymptome waren starke Durchblutung, Neigung zu Zahnfleischblutungen, Wucherung der Papillen, Schmerzen, Schwellung und Zahnlockerung. Zur Behandlung wurden Kompressen mit 30%igem DMSO 10 min lang auf das Zahnfleisch aufgelegt. Die Behandlung wurde 7- bis 10mal in Abständen von 2 Tagen wiederholt. Bei 10 Patienten zeigte sich zusätzlich zur klinischen Besserung eine Tendenz zur Normalisierung des histopathologischen Befundes.

UdSSR

In der russischen Literatur erschien eine Reihe von DMSO-Veröffentlichungen. In einer davon, mit dem Titel „Dimethylsulfoxid in der plastischen Hautchirurgie" von Kamaev (1969), wird das Auftragen von 30%igem DMSO über 3–5 Tage auf autologe Hauttransplantate sofort nach Transplantation beschrieben. Mehr als 500 Transplantate wurden geprüft. Es traten weder Hautnekrosen noch entzündliche Veränderungen, weder Narbenkeloide noch hypertrophierende Narben auf.

In einer anderen russischen Veröffentlichung mit dem Titel „Ergebnisse bei der Anwendung von Dimexide (DMSO) bei eitriger Mittelohrentzündung bei Kindern" behandelte Golod (1969) 69 Patienten, davon 52 mit Mittelohrentzündung und 17 mit Entzündung der Kieferhöhle. DMSO wurde lokal in einer 30- bis 50%igen Lösung angewandt.

Die eitrige Ohrentzündung wurde folgendermaßen behandelt: Nachdem der äußere Gehörgang mit einem trockenen Wattebausch gereinigt war, wurde 1 ml DMSO plus Antibiotikum in das Ohr instilliert. Bei den Patienten mit Kieferhöhlenentzündung wurde das DMSO mit dem Antibiotikum durch Punktion verabreicht. Der Therapieerfolg wurde durch röntgenologische Untersuchungen bestätigt. Die russische Autoren berichteten über eine Heilung bei der Mehrzahl der Patienten.

Dubinsky u. Skager (1970) berichteten über die topische Anwendung von DMSO bei 36 Patienten mit Erkrankungen des Bewegungsapparates. Bei 8 Patienten dieser Gruppe mit Gonarthrose, die seit Jahrzehnten auf keine Behandlung ansprachen, wurden mit topisch appliziertem DMSO gute Ergebnisse erzielt.

Lyubinets u. Kruk (1969) führten bei 32 Patienten mit verschiedenen Stadien von Lungentuberkulose eine Inhalationsbehandlung mit Streptomyzin und Penizillin in 10- bis 25%igem DMSO durch. Diese Patienten hatten auf die alleinige Gabe der Antibiotika nicht angesprochen. Die Wirksamkeit konnte klinisch und bakteriologisch nachgewiesen werden.

Deutschland

Lau et al. (1968) führten mit topisch appliziertem DMSO eine Doppelblindstudie bei Frauen mit chronischer zystischer Mastitis durch. Die Behandlungsdauer war 1 Monat. Es zeigte sich eine statistisch signifikante Verbesserung bezüglich Zystengröße und in der Mammographie. Bei einer kontrollierten Einfachblindprüfung, die von der Hardt et al. (1967) bei 125 Patienten mit chronischen Schmerzen des Bewegungsapparates durchführten, wurde ein für DMSO statistisch signifikanter Unterschied bezüglich Schmerzlinderung festgestellt.

Neueste Studien aus den USA zur intravenösen Anwendung von DMSO

11 Patienten mit intrakraniellem Hochdruck infolge eines Traumas wurden mit intravenös appliziertem DMSO behandelt. Ein intrakranieller Hochdruck wurde definiert als ein Druck von 20 mmHg über mehr als 30 min. Die Messung erfolgte

durch subarachnoidale Druckmessung 3–4 cm seitlich der Schädelmittellinie oder der Sutura coronalis.

Bei den Patienten aus dieser und einer weiteren Prüfgruppe wurde eine Behandlung mit Barbituraten, Mannit, Hyperventilation zur Reduzierung des pCO_2 oder mit Dexamethason i. v. (mindestens 4 mg in 6stündlichen Abständen) durchgeführt. Die Ergebnisse dieser Studie zeigten, daß DMSO den Intrakranialdruck bei Patienten reduzieren kann, die sowohl auf Barbiturat- wie auch auf konventionelle Behandlung nicht angesprochen hatten. Die maximale Reduzierung des Intrakranialdrucks trat 30 min nach jeder Bolusinjektion von DMSO auf und lag bei Patienten, die 40%iges DMSO erhalten hatten, durchschnittlich bei 22,9 mmHg und bei Patienten mit 10%igem DMSO bei 22,7 mmHg. Es konnte kein signifikanter konzentrationsabhängiger Unterschied in der Wirksamkeit nachgewiesen werden, wenn die Gesamtdosis von 1 g/kg KG jeweils eingehalten wurde. Die maximale Reduzierung nach DMSO-Infusion lag bei 56 mmHg. Bei insgesamt 39 einzelnen DMSO-Injektionen trat nur in einem Fall keine Senkung des Intrakranialdrucks auf. Dieser Patient sprach auf eine weitere Infusion 6 h später dann an.

Der Intrakranialdruck nach DMSO-Infusion erhöhte sich in keinem Fall. DMSO bewirkte bei allen Patеinten trotz vorheriger Flüssigkeitsbeschränkung und Behandlung mit Mannit eine starke Diurese. Die durchschnittliche Menge des 2-h-Sammelurins nach Infusion von 10%igem DMSO war 346 ml und nach Infusion von 40%igem DMSO 282 ml. Die Gabe von 40%igem DMSO bewirkte Hämolyse und Hämoglobinurie. Jedoch konnte keine signifikante Änderung des Hämatokrits und keine Nierenfunktionsstörung festgestellt werden. Bei der 10%igen DMSO-Konzentration trat keine Hämolyse auf. Die Blutgerinnungszeit war bei den Patienten, die 40%iges DMSO erhielten, um das 1½fache erhöht, alle anderen Gerinnungsparameter einschließlich der Thrombozytenfunktion waren unverändert. Eine Verlängerung der Blutgerinnungszeit wurde bei der 10%igen DMSO-Konzentration nicht festgestellt. Bei den Patienten mit verringerter Blutgerinnungszeit wurden keine klinischen Nebenwirkungen beobachtet.

DMSO beeinträchtigt nicht den Bewußtseinszustand, wie es bei intravenöser Gabe von Barbituraten in der zur Reduzierung des Intrakranialdrucks erforderlichen Dosierung der Fall ist. Es besteht daher die Möglichkeit, die Patienten anhand klinischer Untersuchungsreihen zu beurteilen, als auch den Verlauf des Intrakranialdrucks unter Behandlung zu verfolgen. Eine Änderung des arteriellen Blutdrucks wurde nach DMSO-Infusion nicht festgestellt. Der zerebrale Perfusionsdruck verbesserte sich infolge der Reduktion des Intrakranialdrucks. Änderungen der Serumelektrolyte oder der Leberfunktion aufgrund der DMSO-Gabe waren nicht nachzuweisen. Die Untersuchungen zeigten, daß DMSO wirksam bei erhöhtem Intrakranialdruck ist, wenn andere Behandlungsmethoden versagten.

Behandlung der postoperativen Hemiplegie

In diesem Bericht wird die Wirksamkeit des DMSO bei Patienten mit partieller oder vollständiger Hemiplegie nach Operation intrakranialer Aneurysmen beschrieben. 5 Patienten hatten Beerenaneurysmen, 4 hatten „giant aneurysma", die durch Thrombosierung behandelt wurden. Die Hauptzielsetzungen dieser Studie waren Festsetzung des Indikationsbereichs und der Dosierung und Prüfung auf Wirksamkeit und Verträglichkeit des DMSO bei der Behandlung dieser Patienten. Bei allen Patienten wurden häufige Kontrollen durchgeführt; diese beinhalteten zerebrale Durchblutung, postoperative Angiographie, Blut- und Urinstatus, Hämogramme und Blutgaswerte. Bei Bedarf wurden Elektrokardiogramme erstellt. Die nach Behandlung mit DMSO erzielten Ergebnisse belegen, daß DMSO bei 6 von 9 Patienten den zuvor durchgeführten Behandlungsmaßnahmen überlegen ist. Bei 2 weiteren Patienten schien DMSO eine weitere Verschlechterung zu verhindern. Bei einem Patienten zeigte DMSO keine Wirkung. Abschließend wird DMSO in der verabreichten Dosierung (1 g/kg KG alle 8 h, 2–8 Tage lang verabreicht) als gut verträglich beurteilt.

Bei der Anfangsbehandlung postoperativer hemisphärischer Schädigungen zeigte DMSO gute Wirksamkeit und in einigen Fällen sogar erstaunliche Resultate. Bei allen Patienten hatte sich nach Gabe von DMSO die zerebrale Durchblutung gesteigert und der Intrakranialdruck reduziert. Wahrscheinlich ist es nicht wirksam in der Behandlung von Spätfolgen erhöhten Intrakranialdrucks.

DMSO wurde bei einigen Patienten mit schweren Rückenmarksverletzungen eingesetzt, und obwohl nur wenige dieser Behandlungen durchgeführt wurden, scheinen sie die Ergebnisse der hier zu Beginn schon angeführten experimentellen Prüfungen zu bestätigen. Von der medizinischen Fakultät, Abteilung für Neurochirurgie der Universität Chicago, wurde von einem Fall berichtet, bei dem sich nach Wirbelsubluxation durch einen Unfall eine vollständige sensomotorische Paralyse entwickelte. Etwa 35 min nach dem Unfall wurde DMSO intravenös in einer Dosierung von 2 g/kg KG als 50%ige Lösung verabreicht, uind innerhalb von 1 h konnte der Patient seine Zehen wieder bewegen und hatte sein Empfindungsvermögen an den unteren Extremitäten wiedererlangt. Der Zustand des Patienten verbesserte sich allmählich und 3 Wochen später konnte er entlassen werden, nachdem er die sensomotorischen Funktionen fast vollständig wiedererlangt hatte. In der Abteilung Neurochirurgie der Medizinischen Fakultät der Universität Miami wurde bei 5 Patienten, die schwere Verletzungen des Rückenmarks im Zervikal- und Thorakalbereich hatten, 3–5 h nach der Verletzung eine Behandlung mit DMSO durchgeführt. Zwei Patienten erholten sich vollständig von ihrer totalen sensomotorischen Paralyse, 3 Patienten sprachen auf die Behandlung nicht an.

An der Oregon-Universität erhielten 3 Patienten DMSO intravenös innerhalb von 6 h nach Paraplegie oder Tetraplegie. Einer der 2 Patienten mit Tetraplegie erholte sich so weit, daß er wieder gehen konnte, wie auch der eine Patient mit Paraplegie. Alle 3 waren als „sofort vollständig gelähmt" beurteilt worden, wobei die Möglichkeit einer Spontanheilung gleich Null beträgt.

DMSO-Zukunftsaussichten

Nachdem nun Berichte über DMSO aus den letzten 20 Jahren angeführt wurden, scheint es angemessen, über die Zukunft des DMSO in den biologischen Wissenschaften einige Vorhersagen zu treffen.

DMSO-Kombinationen und Metaboliten werden in vermehrtem Umfang angewandt werden. DMSO-Antibiotika-Kombinationen werden zur Behandlung antibiotikaresistenter Infektionen eingesetzt werden. Intravenöses DMSO wird von zunehmendem Nutzen bei akuten Traumen des zentralen Nervensystems sein. Ein Metabolit des DMSO scheint eine sehr gute wissenschaftliche Zukunft zu haben. Dies ist der stabile Metabolit des DMSO, das Methylsulfonylmethan (MSM). Wir sind der Ansicht, daß MSM ein biochemisches Hilfsmittel zur Regulation normaler Körperfunktionen ist. Wir glauben voraussagen zu können, daß MSM als Nahrungsbestandteil international Aufmerksamkeit erlangen wird, da es interessanterweise in besonders hoher Konzentration in hochwertigen Nahrungsmitteln enthalten ist. Die Vorstufen des MSM, die verschiedenen Salze des Dimethylsulfids und sogar DMSO, können in den meisten Nahrungsmitteln, die Wirbeltiere zu sich nehmen, nachgewiesen werden.

Der Übergang von der Vorstufe zum MSM erfolgt enzymatisch. Möglicherweise haben wir einen Defizit an dieser Substanz, es sei denn, unsere Ernährung besteht fast vollständig aus Milchprodukten.

MSM, eine geruchlose, weiße, kristalline Substanz, erweist sich als Nahrungszusatz beim Menschen und bei Tieren als wirksam. Aufgrund unserer Forschungen kann angenommen werden, daß bei minimalen Konzentrationen sowohl eine normale Funktion als auch Struktur kritisch sein kann.

Vorläufige Studien weisen darauf hin, daß die systemischen Konzentrationen bei Säugetieren mit höherem Alter sinken. Dies mag an den Ernährungsgewohnheiten liegen, dahingehend, daß Erwachsene weniger MSM-haltige Nahrung zu sich nehmen, oder aber auch daran, daß die Nierenschwelle verändert ist. Gesunde junge Kaninchen wiesen einen Spiegel von über 1 ppm, bezogen auf das Körpergewicht, auf, wobei die Hauptnahrung aus Milch besteht. Kuhmilch enthält normalerweise zwischen 2 und 6 ppm MSM. Beim erwachsenen Menschen schwankt die Konzentration im Blut, liegt aber wahrscheinlich im Durchschnitt bei 0,2–0,25 ppm. Wir können bis jetzt noch keinen Schätzwert der Gesamtkörperkonzentration angeben, wir nehmen aber an, daß MSM in einigen Organen gespeichert wird. Aufgrund von Studien mit Radioisotopen scheint die Verweildauer nach einmaliger Gabe bei Säugetieren bei mehreren Wochen zu liegen. Die Tagesurinmenge enthält einige Milligramm MSM. Dies ist aber wahrscheinlich nicht der Hauptausscheidungsweg.

Bei folgenden Krankheiten sind in der Klinik mit oralem MSM, i. allg. in einer Dosierung von 250–750 mg/Tag, Erfolge erzielt worden:

1. Allergie: Orales MSM mindert verschiedene allergische Reaktionen, wie z. B. auf Pollen und Nahrungsmittel. In manchen Fällen kann die antiallergische Medikation und Desensibilisierung weitgehend reduziert werden.
2. Hyperazidität: Patienten, die unter Dauermedikation mit Antazida und H_2-Rezeptorantagonisten standen, ziehen MSM vor, da eine gute Wirkung erzielt wird und gleichzeitig keine schweren Nebenwirkungen auftreten. Besonders erfolgreich ist die Anwendung bei Hiatushernien und Refluxösophagitis.
3. Arzneimittelallergie: Patienten, die auf Arzneimittel, wie Aspirin, verschiedene nichtsteroidale Antirheumatika (Naproxen, Indometacin, Ibuprofen) und orale Antibiotika allergisch reagierten, zeigten keine Reaktion, wenn MSM innerhalb von 1 h vor oder zusammen mit dem sensibilisierenden Arzneimittel gegeben wurde.
4. Obstipation: Besonders bei den älteren Patienten unserer Klinik kann chronische Obstipation ein bedeutendes Problem sein. Bis jetzt ist bei mehr als 50 Patienten

mit chronischer Obstipation sofortige und dauerhafte Besserung der Beschwerden durch einen täglichen Nahrungszusatz von 100–500 mg MSM erreicht worden.

5. Wir haben einige Patienten mit schweren Lungenfunktionsstörungen gesehen. Nur ein paar wenige davon zeigten sich kooperationsbereit bei der Bestimmung der Vitalfunktion. Alle führten jedoch einen „Belastungstest" durch. Begrenzte objektive, jedoch starke subjektive Eindrücke weisen darauf hin, daß MSM als Nahrungszusatz geeignet ist, Lungenfunktionsstörungen zu reduzieren.

6. Antiparasitische Wirkung: In-vitro- und In-vivo-Tests weisen darauf hin, daß MSM wirksam gegen eine Vielzahl medizinisch bedeutsamer Parasitenerkrankungen ist. Bis jetzt haben wir unsere Arbeiten auf Parasitenerkrankungen des Intestinal- und Urogenitaltrakts konzentriert. Zum Beispiel ist MSM wirksam gegen Lamblia intestinalis, Trichomonaden und Rundwürmer. MSM wirkt möglicherweise bei diesen Infektionen durch kompetitive Rezeptorbindung an der Mukosaoberfläche und bildet dadurch ein blockierendes Agens zwischen Wirt und Parasit. Zur Zeit befassen wir uns mit der Erforschung der Wirkung des MSM bei einer Vielzahl pathologischer oder medizinischer Probleme, um festzustellen, was auf einen MSM-Zusatz zur Nahrung anspricht. Ein besonders beeindruckender Aspekt bei dieser Arbeit ist die Beobachtung, daß bei normaler Funktion und Struktur MSM pharmakologisch unwirksam zu sein scheint. Nur bei pathologischen Zuständen haben wir eine Wirkung des MSM in Richtung Normalisierung entdeckt.

Uns fasziniert die Tatsache, daß MSM einen konstanten Faktor in der Nahrung von Wirbeltieren darstellt; andererseits sind wir etwas verblüfft durch die Tatsache, daß der Körper eines Erwachsenen eine höhere Konzentration an MSM zu benötigen scheint als das, was in einer als „Normalkost" bezeichneten Nahrung zur Verfügung steht. Wir hoffen, schon bald Daten zur Verfügung zu haben, die eine mögliche Interaktion zwischen MSM und den wasserlöslichen Vitaminen belegen, besonders mit Vitamin C, welches wie MSM offenbar in den Nebennieren gespeichert wird.

Ein direkter Vergleich zwischen DMSO und dem Derivat MSM ist nicht möglich, obwohl sie strukturverwandt sind. MSM ist ein Bestandteil der meisten natürlich vorkommenden Nahrungsmittel. Es kann allein als Substanz oder in Nahrungsmitteln aufgenommen werden. MSM macht sich in der Atemluft nicht bemerkbar, während DMSO gewisse unangenehme Eigenschaften haben kann, die das MSM nicht besitzt. DMSO durchdringt rasch die Haut und weniger komplizierte Membransysteme, MSM nicht.

Als Dr. Chauncey Leake auf dem ersten DMSO-Symposium der New York Academy of Sciences eine zusammenfassende Rede hielt, sagte er, daß der gut bekannte Spruch „res ipsa loquitur" auf die Diskussion um das DMSO angewandt werden kann, womit besagt wird, daß „selten eine neue Substanz die Aufmerksamkeit der Wissenschaft errungen hat mit so viel nachprüfbarer Information aus allen Teilen der Welt". Diese Bemerkung waren 1965 gültig. Sie bleibt heute noch gültig.

Summary

In our century, two significant therapeutic principles have been discovered. The first was the antibiotic principle, commencing with Fleming in 1928. The second is the DMSO principle of our own generation.

DMSO is currently available as an ethical preparation in the United States, Great Britain, Canada, Russia, West Germany, and 50 other countries. It has been used by millions of people worldwide. Its use and its areas of usefulness are expanding.

To date, no serious cause-effect toxicity has been documented in man. It can be administered by any of a number of routes. Most clinical experience has been with topical application alone and in combination.

Pharmacologically, it relieves pain, reduces inflammation, improves blood flow, softens scar tissue, and actually enhances healing.

To date over 5000 scientific papes have appeared in the specialist literature throughout the world on its scientific aspects. When it is used by physicians, particularly in combination with other substances, such as heparin, it becomes an indispensable part of our therapeutic armamentarium.

References

Ayre JE, LeGuerri J (1967) Some (regressive) effects of DMSO dexamethasone upon cervical cells in cervical dysplasia and carcinoma in situ. Ann NY Acad Sci 141: 414

Brechner VL, Cohen DD, Pretsky I (1967) Dermal anesthesia by the topical application of tetracaine base dissolved in dimethyl sulfoxide. Ann NY Acad Sci 141: 524

de la Torre JC (1983) Biological actions and medical applications of dimethyl sulfoxide. Ann NY Acad Sci 411: 1, 6, 14, 120, 234, 245, 286 (1983)

de la Torre JC (1981) Subacute toxicity of intravenous dimethyl sulfoxide in rhesus monkeys. J Toxicol Envirom Health 7: 49–57

Demos CH, Beckloff GL, Donin MN, Oliver PM (1967) Dimethyl sulfoxide in musculoskeletal disorders. Ann NY Acad Sci 141: 517

DMSO Symposium (1966) Saladruck, Berlin

Dubinsky MB, Skager AA Use of dimethylsulfoxide (DMSO) in patients with affection of the support-motor apparatus. Ortop Traum Protez 31: 74–75

Engel MF (1967) Indications and contraindications for the use of DMSO in clinical dermatology. Ann NY Acad Sci 141: 638–45

Frommhold W, Bublitz G, Gries G (1967) The use of DMSO for the treatment of postirradiation subcutaneous plaques. Ann NY Acad Sci 141: 603–12

Glazewzki J (1968) Use of dimethyl sulfoxide in some peripheral nerve diseases, Prezeglad Lekarski, 24: 1–7

Golod IM (1969) Results of the use of dimexide preparations in suppurative otitis media and highmoritis in children. Zn Ushn Nos Gorl Bolez 29: 65–66

Gordon DM (1967) Dimethyl sulfoxide in ophthalmology with especial references to possible toxic effects. Ann NY Acad Sci 411: 392–401

von der Hart H, Roper HJ, Sudof H (1969) Centrally caused or general analgetic effect of locally administered dimethyl sulfoxide (DMSO) Med Welt 11: 606–09

Herschler R, Jacob SW (eds) (1975) Biological actions of dimethyl sulfoxide. Ann NY Acad Sci 243: 7, 98

Hull FW, Wood DC, Brobyn RD (1969) Eye effects of DMSO-Report of negative results. Northwest Med 68: 39

Jacob SW, Bishel M, Herschler R (1964) Dimethyl sulfoxide (DMSO): A new concept in pharmacotherapy. Current Therap Res 6: 134

Jacob SW, Rosenbaum EE (1966) The toxicology of dimethyl sulfoxide (DMSO) Headache, 6: 127
Jacob SW, Rosenbaum EE, Wood DC (1971) Dimethyl sulfoxide basic concepts of DMSO. Eds. Maercel Dekker Inc New York, NY
John H, Laudhan G (1967) Clinical experiences with the topical application of DMSO in orthopedic diseases: Evaluation of 4180 cases. Ann NY Acad Sci 141: 506–16
Juel-Jensen BE, McCallun FO, Mackensie AM, Pike MC (1970) Treatment of zoster with idoxuridine in dimethyl sulfoxide. Results of two double-blind controlled trials. Br Med J 4: 776–80
Kamaev MF (1969) Use of dimethyl sulfoxide (DMSO) in plastic surgery. Klin Khir (Kiev) 5: 65–67
Kamiya S, Wakao T, Nishioka K (1966) On potentiating effect of DMSO on the anesthetic eye drops. Folia Ophtal Japa 17: 48–54
Kligman AM (1965 a) Topical pharmacology and toxicology of dimethyl sulfoxide (DMSO) part 1. J Am Med Assoc 193: 796
Kligman AM (1965 b) Topical pharmacology and toxicology of dimethyl sulfoxide (DMSO) part 2. J Am Med Assoc 193: 923
Krzywiki J (1966) Preliminary evaluation of the usefulness of DMSO in inflammatory peridontal diseases. Czas Stomat 19: 303
Lasagna L (ed) (1980) Contraversies in therapeutics. Saunders, Philadelphia
Lau H, Limberger J, Muller H (1968) Treatment of mastopathies with DMSO. Dtsch Med Wschr 93: 2102–2106
Leake CD (1967) Consulting ed. Biological actions of DMSO. Ann Acad Sci 141
Lyubinets VI, Kruk MB (1969) Applying dimexide in treatment of endobronchitis in patients with destructive forms of pulmonary tuberculosis. E N T J 6: 68–71
Marshall LF, Camp PE, Bowers SA (1984) Dimethyl sulfoxide for the treatment of intracranial hypertension. A preliminary trial. Neurosurgery 14: 659–63
Matsumoto J (1967) Clinical trials of dimethyl sulfoxide in rheumatoid arthritis patients in Japan. Ann NY Acad Sci 141: 560–568
Nederm T (1984) Effects of vinblastine and 5-fluorouracil on human glioma and thyroid cancer cell monolayers and spheroids. Cancer Res 44: 254–258
Ochs I (1967) Topical anesthesia for myringotomy. Arch Otolaryngol 83: 57
Paul MM (1966) Comparison of DMSO and conventional methods of therapy in the treatment of soft tissue, athletic injuries. DMSO symposium Vienna 101 (Laudahn, G.Ed.) Saladruck, Berlin
Persky L, Stewart BH (1967) The use of dimethyl sulfoxide in the treatment of genitourinary disorders. Ann NY Acad Sci 141: 551–559
Repine JE, Johansen KS, Berger EM (1984) Hydroxil radical scavengers produce similar decreases in the chemiluminescence responses and bactericidal activities of neutrophils. Infection and Immunity 43: 435–437
Stewart BH, Persky L, Kiser WS (1967) Use of dimethylsulfoxide (DMSO) in treatment of interstitial cystitis. J Urol 98: 671
Vogin EE, Carson S, Cannon G, Linegar CR, Rubin LF (1970) Chronic toxicity of DMSO in primates. Toxicol Appl Pharmacol 16: 606–612
Willhite CC, Katz PI (1984) Dimethyl sulfoxide. J Appl Toxicol 4: 155–160

Der therapeutische Wert von DMSO in der klinischen Praxis

J. Harold Brown

Einleitung

Die Geschichte der Entdecker der pharmakologischen Eigenschaften von DMSO und seine klinischen Anfänge sind von anderen Teilnehmern dieses wissenschaftlichen Workshops behandelt worden. Obwohl Tausende von Publikationen und Symposiumsberichte in New York und anderen wichtigen Städten der Welt publiziert wurden, bleibt DMSO für den praktizierenden Arzt therapeutisches Neuland.

DMSO kann auf verschiedene Weise angewandt werden und ist in jeder Applikationsform therapeutisch wirksam. Der Autor hat ausschließlich Erfahrungen mit der topischen Applikation dieser Substanz. Die Diskusssion der oralen, intravenösen, intramuskulären und intraperitonealen Anwendung ist anderen Vorträgen auf diesem Symposium überlassen.

Für die topische Anwendung ist DMSO in wäßrigen Lösungen oder als Bestandteil eines Gels, wie Carbopol, in Konzentrationen zwischen 60 und 90% therapeutisch wirksam. In manchen Fällen sind Konzentrationen von weniger als 60% bei der Behandlung akuter Beschwerden des Skelettmuskelsystems wenig wirksam. 90%ige Konzentrationen können dagegen zu stark sein und zu Hautreizungen führen. 70- bis 80%ige wäßrige Lösungen oder Gele sind nach der Erfahrung des Autors die beste Möglichkeit für die üblichen Skelettmuskelprobleme.

DMSO kann in reiner Form, in wäßriger Lösung oder als Gel verwendet werden. DMSO kann aber auch andere chemische Substanzen durch die intakte Haut transportieren, ohne an den Geweben selbst irreversible Veränderungen zu verursachen. DMSO wird zu $DMSO_2$ und DMS metabolisiert, wobei der Hauptanteil dieser Metaboliten im Harn und nur eine kleine Menge durch die Lungen ausgeschieden wird. Dimethylsulfid ist verantwortlich für die knoblauchähnliche Körperausdünstung mancher Patienten, die DMSO in therapeutischer Menge erhalten. Dieser charakteristische Körpergeruch scheint mit der Anwendungshäufigkeit oder individuellen Empfindlichkeit und mit der Dosis zu variieren. Bei manchen Patienten, die DMSO topisch erhalten hatten, trat aufgrund der Freisetzung von Histamin durch die Mastzellen eine Hautirritation ähnlich wie bei Urtikaria auf. Diese Reaktion, die aber von den meisten Patienten toleriert wird, nimmt in ihrer Intensität ab, wenn das Histamin aus den Mastzellen durch wiederholte Applikation freigesetzt worden ist. Trotz dieser unerwünschten Nebenwirkungen wird die wiederholte Anwendung von DMSO wegen des damit verbundenen hohen therapeutischen Nutzens allgemein empfohlen. Einige Studien behandeln Nebenwirkungen einer topischen DMSO-Applikation bei Asthmatikern, die jedoch sehr selten sind und vom Autor nie beobachtet wurden.

Trägt man die DMSO-haltige Flüssigkeit oder das Gel auf die Haut auf, so muß die Haut absolut sauber und trocken sein. Jede kontaminierende chemische Substanz kann mit DMSO durch die Haut transportiert werden. Es gibt Berichte von Leuten, die in ihrem Garten mit Pestiziden oder mit Haushaltschemikalien gearbeit haben und sich nach DMSO-Applikation auf die Haut Intoxikationen mit diesen Substanzen zugezogen haben.

Es ist weiterhin wichtig, eine einwandfreie Applikationstechnik anzuwenden. Die behandelte Fläche sollte die Form eines weiten Rechtecks aufweisen, auf das DMSO aufgetragen wird. Wird eine Schulter behandelt, an der lokale Schmerzen durch eine Bursitis oder Tendinitis auftreten, sollte DMSO großflächig auf die Schulter, auf vordere und hintere Brustareale und auf die Oberarmseite aufgetragen werden. Werden Rückenschmerzen behandelt, sollte DMSO auf das schmerzende Areal, aber zusätzlich auch auf die benachbarten Flächen appliziert werden. Die Lösung oder das Gel verbleiben etwa 30 min auf dieser Fläche, dann kann die Haut mit einem Tuch trockengewischt werden. Falls aufgrund der Histaminausschüttung der Mastzellen eine Urtikaria auftritt, kann diese Reaktion mit Hilfe einer kortikoidhaltigen Creme wirksam behandelt werden, nachdem das DMSO entfernt wurde. Diese Creme muß vor der nächsten DMSO-Applikation vollständig entfernt werden. DMSO sollte in der Regel 3mal täglich appliziert werden. In Fälle, in denen es zu häufig wiederkehrenden Schmerzen und Muskelspasmen kommt, kann DMSO auch alle 2–3 h appliziert werden. Die Lösung oder das Gel kann durch den Patienten selbst aufgetragen werden. Wenn andere die Substanz auftragen, sollte die behandelnde Person einen Latexgummihandschuh verwenden. Andernfalls könnten selbst aufgrund dieser kurzen Kontaktzeit die für DMSO typischen Nebenwirkungen auftreten. Man sollte außerdem daran denken, daß DMSO als Lösungsmittel wirkt und zahlreiche polymere Kunststoffe auflöst.

Die stärkste therapeutische Wirkung des DMSO ist bei akuten Weichteilverletzungen, beispielsweise nach Traumen, bei denen Schwellungen, Blutung und entzündliche Reaktionen auftreten, zu beobachten. Die konventionelle Behandlung von Wirbelsäulenerkrankungen durch allgemein gebräuchliche Methoden wie orale muskuläre Relaxantien, physikalische Therapie und unterstützende Maßnahmen wurde daher mit der DMSO-Therapie verglichen. Als Parameter diente der Arbeitszeitverlust nach der Verletzung. Die mit DMSO behandelten Patienten kehrten in einem Drittel oder weniger der Zeit zur Arbeit zurück als nach konservativer Behandlung (Brown 1971). Wenn man die Kosten für die Industrie anhand der durch solche Verletzungen entstehenden Arbeitszeitverluste betrachtet, können durch die Anwendung von DMSO Milliarden von Dollar eingespart werden.

Die am häufigsten diskutierte klinische Anwendung von DMSO ist die „Arthritis". DMSO ist jedoch, wenn überhaupt, nur wenig wirksam bei chronischer Polyarthritis. Wenn jedoch die Gelenke zusätzlich zum primären arthritischen Prozeß von Schwellung und Entzündung umgeben sind, kann durch direkte Wirkung von DMSO Erleichterung von Schmerzen und Schwellung erzielt werden. DMSO befreit die benachbarten Gewebe von der Entzündung, jedoch nicht von der Arthritis selbst. In Finger- und Zehengliedern, in denen entzündliche Reaktionen aufgrund des arthritischen Prozesses auftreten, sind die Ergebnisse mit DMSO positiver als bei großen Gelenken.

Eine DMSO-Applikation ist zweifellos eine wirksame Behandlung der akuten Bursitis und Epikondylitis. Der Autor behandelte diese Erkrankungen mit einer Kombination aus Kortikosteroidinjektionen und oralen antiphlogistischen Substanzen wie Indometacin. Viele Patienten lehnen die Injektionstherapie für jede Art von entzündlicher Reaktion ab. Diese Personen eignen sich besonders für eine DMSO-Behandlung. Bei der Tendinitis, bei der die Injektionstherapie nicht so wirksam ist wie bei der Bursitis oder Epikondylitis, ist die topische Applikation von DMSO die Behandlung der Wahl. Beim Karpaltunnelsyndrom, bei dem keine neoplastische oder Knochenbeteiligung an der Entwicklung des Syndroms vorhanden ist, ist die Applikation von DMSO eine wirksame Therapie, die im Vergleich zur operativen Behandlung eine wesentliche Erleichterung bringt. Die konservative Behandlung mit DMSO kann sich derart positiv auf die Symptome auswirken, daß ein operativer Eingriff vermieden werden kann.

Bei akuten Verstauchungen und Schwellungen der Gelenke an den oberen oder unteren Extremitäten führt die Behandlung mit DMSO zu bemerkenswerten Ergebnissen. Dabei muß sichergestellt sein, daß keine Skelettbeteiligung vorliegt bzw. daß die Symptome ätiologisch subkutanen oder intramuskulären Blutungen zuzuordnen sind.

Bemerkenswerte Erfolge mit DMSO wurden in der Behandlung des sog. „blauen Auges" erzielt. Obwohl dieses Problem gewiß nicht ernsthafter Natur ist, sind die kosmetischen Auswirkungen oft enorm. Wird DMSO über 4–6 h stündlich auf die das Auge umgebenden Gewebe aufgetragen, bleicht die blau-schwarz-gelbe Verfärbung innerhalb kurzer Zeit aufgrund der vasodilatatorischen und ödemresorbierenden Eigenschaft von DMSO aus. Nach 4–6 h ist in der Regel nur noch eine schwach gelbliche Verfärbung zu erkennen.

DMSO erwies sich als sehr wirksam, wenn es bei einfachen Verbrennungen angewandt und auf kleine Flächen mit Verbrennungen 2. Grades aufgetragen wird. Ein 70%iges Gel oder eine wäßrige DMSO-Lösung sollte für die Behandlung einfacher Verbrennungen in jedem Haushalt vorhanden sein. Die sofortige Applikation von DMSO befreit nicht nur innerhalb weniger Minuten vom Schmerz, sondern verhindert die auftretende Blasenbildung. Abgesehen von einer geringfügigen Rötung nach dem Auftragen von DMSO ist eine schnelle, schmerzlose Heilung ohne Blasenbildung die Regel. Die sofortige Anwendung von DMSO bei Sonnenbrand erwies sich ebenfalls als nützlich. DMSO verhindert auch hier die Blasenbildung, die normalerweise einen schweren Sonnenbrand begleitet. Wenn die Blasenbildung bereits eingesetzt hat, verringert DMSO den Wassergehalt der Blasen und den Schmerz.

Idoxuridin, gelöst in DMSO, ist ein wirksames Therapeutikum bei akutem Herpes zoster. Die praktische Erfahrung hat jedoch gezeigt, daß die chronische postherpetische Neuralgie durch die Applikation von DMSO positiver beeinflußt wird als der akute Problemfall.

DMSO wurde in wäßriger 30%iger Lösung als Spray bei der Behandlung der Sinusitis und Aerotitis (Ohrenleiden der Flieger) verwendet. Die Wirkung in beiden Fällen war positiv und dürfte auf die antiinflammatorische und abschwellende Eigenschaft von DMSO zurückzuführen sein (Brown 1967). Da die topische Applikation von

DMSO Vasodilatation verursacht und da DMSO analgetische, bakteriostatische und antiinflammatorische Eigenschaften besitzt, kann es auch bei Erfrierungen und Frostbeulen angewendet werden.

Das Auftragen von DMSO auf frische Operationswunden führte zu einer schnellen Verringerung des Schmerzes und stimulierte den Heilungsvorgang.

Bei Patienten, die unter diabetischen oder varikösen Ulzerationen der unteren Extremitäten leiden, muß natürlich zunächst die Ursache der Ulzera behandelt werden. Wird DMSO auf diese Ulzerationen und die umgebende Haut aufgetragen, wird die Granulation des Gewebes stimuliert und der Heilungsvorgang beschleunigt, selbst in therapieresistenten Fällen. Die vasodilatatorischen, antiphlogistischen und antiödematösen Eigenschaften von DMSO bilden die Basis dieser Therapie.

Es ist denkbar, daß sich in Zukunft weitere wichtige therapeutische Anwendungen für DMSO bei der Behandlung von Autoimmunerkrankungen ergeben. Bisher wurden keine Studien an Menschen durchgeführt, obwohl ausführliche Tierversuche mit experimentell induzierter Myasthenia gravis bei Ratten durchgeführt wurden (Pestronk u. Drachmann 1980). DMSO verursachte nach intraperitonealer Injektion eine schnelle und anhaltende Abnahme der Antikörpertiter gegen Acetylcholinrezeptoren. Die Ursache der Myasthenia gravis ist eine Verringerung der Acetylcholinrezeptoren an der neuromuskulären Verbindung aufgrund von Autoimmunattaken gegen den Rezeptor. Dieser therapeutische Ansatz ist eine gute Grundlage für künftige Fortschritte in der Behandlung von Autoimmunerkrankungen wie chronische Polyarthritis, Sarkoidosis und systemischem Lupus erythematodes.

Andere tierexperimentelle Studien mit DMSO haben möglicherweise ebenfalls Auswirkungen auf die Therapie. Wenn am Schweineherzen durch eine koronare Ligation ein Myokardinfarkt induziert wurde, konnte durch die Zugabe von DMSO zu einer Wasserstoffperoxidperfusionslösung die Diffusion von Sauerstoff in das ischämische Myokard verbessert werden (Finney et al. 1967).

In weiteren experimentellen Studien wurden chemotherapeutische und tumorhemmende Agenzien in DMSO gelöst. Nach intraperitonealer Injektion wurde bei Versuchstieren eine 3- bis 4fach höhere Aufnahme des Chemotherapeutikums in den Tumor des betreffenden Organs gemessen, verglichen mit der alleinigen Anwendung des Chemotherapeutikums. Kligman u. Sulzberger untersuchten mit Hilfe von Tracern die Penetration von DMSO in menschliche Haut (Kligmann 1965; Sulzberger et al. 1967) Biopsien zeigten, daß das Stratum corneum durch geringe DMSO-Konzentrationen, die auf die Hautoberfläche aufgetragen worden waren, vollständig mit den Tracern gefärbt war. Unterhalb dieser Schicht war nur wenig oder keine Färbung mehr nachweisbar. Die Autoren vermuten, daß DMSO diesen Farbstoff schnell und tief in die Hornschicht der Haut transportierte. Diese Befunde ließen vermuten, daß DMSO als Vehikel für therapeutisch wirksame Substanzen bei entzündlichen Hauterkrankungen und Hautinfektionen verwendet werden könnte. DMSO transportiert auch Cortisol oder Hexachlorophen in das Stratum corneum und bildet ein Reservoir, das dort für ca. 16 Tage verbleibt, ohne daß es durch Waschen der Haut mit Seife, Wasser oder Alkohol entfernt werden kann.

Summary

A short history of the birth and development of DMSO in the United States includes the bureaucratic problems hampering its approval for medical use by the FDA. The therapeutic properties of DMSO are outlined, indicating some of its yet unexplored potential. While there are many anatomic routes by which it can be administered safely, the one emphasized here is topical application to the skin. The correct technique for application to the skin is described, and the side effects of the drug are discussed. Although perhaps the greatest therapeutic efficacy of DMSO may be related to soft tissue injuries and inflammatory pathology, the value of this drug in the treatment of arthritis, bursitis, epicondylitis, tendonitis, subcutaneous bleeding, burns, herpes zoster, frostbite, diabetic and varicose ulcers, and other clinical conditions is discussed. The recognized potential of DMSO in the treatment of autoimmune diseases and its carrying and catalytic role in targeting of chemotherapy to tumors will play a role in its ever-widening therapeutic future.

Literatur

Brown JH (1966) DMSO, its efficacy in acute musculoskeletal problems as evaluated by a "double blind" study. Ind Med Surg 13: 777

Brown JH (1967) Treatment of aerotitis and aerosinusitis with topical DMSO. Aerospace Med 38: 629

Brown JH (1971) A double blind clinical study – DMSO for acute injuries and inflammations compared to accepted standard therapy. Curr Ther Res 13: 536

Finney JW, Urschel HC, Balla GA et al. (1967) Protection of the ischemic heart with DMSO alone or DMSO with hydrogen peroxide. Ann NY Acad Sci 141–231

Kligman AM (1965) Topical pharmacology and toxicology of dimethly sulfoxide. JAMA 193: 796, 923

Pestronk J, Drachman DB (1980) Dimethyl sulfoxide reduces anti-receptor antibody titres in experimental myasthenia gravis. Nature 288: 38, 25

Sulzberger MB, Cortese TA, Fishman L, Wiley HS, Peyakovich PS (1967) Some effects of DMSO on human skin in vivo. Ann NY Acad Sci 141, 437

DMSO – eine neue Perspektive

R. J. Herschler

Die Aspekte, die hier auf diesem Workshop diskutiert werden, beziehen sich auf DMSO, seine Vorstufe Dimethylsulfid (DMS) und den stabilen Metaboliten Methylsulfonylmethan (MSM) als natürlich vorkommendes „Nahrungsmittel" oder als Nahrungsmittelzusatz. Sobald der wissenschaftliche Hintergrund vorhanden ist, der DMSO als „Nahrungsbestandteil" klassifiziert, kann man diesen Standpunkt als Werkzeug für das bessere Verständnis bzw. zum Erklären folgender Punkte verwenden:

1. das niedrige Toxizitätsprofil von DMSO,
2. die mechanistische Beziehung von DMSO als „Nahrungsmittel" und als Arzneimittel,
3. der Einfluß natürlicher Nahrungsmittel auf die Gesundheit, geliefert durch Methyl-S-Methanen (S = Sulfenyl-, Sulfinyl- und Sulfonylgruppe).

Sowohl DMSO als auch MSM sind erwiesenermaßen Schwefeldonatoren in Pflanzen. Vorläufige und noch laufende Studien an Tieren lassen vermuten, daß DMS, DMSO und MSM als Schwefelquellen in Frage kommen und der metabolische Transfer sehr schnell stattfinden kann (Herschler 1984). Schwefel ist ein wichtiges Nahrungsmittel für den normalen Ablauf biologischer Vorgänge in Pflanze und Tier. Die Formeln:

$$CH_3SCH_3 <—> CH_3SOCH_3 <—> CH_3SO_2CH_3$$

sind möglicherweise essentiell für viele Lebensformen und wichtig für optimale Gesundheit des Menschen und anderer Wirbeltiere.

Um das Wort „Nahrungsmittel" als Bezugspunkt zu verstehen, sollte man die Lexikondefinition in Betracht ziehen. Ein Nahrungsmittel ist im weitesten Sinne definiert als ein Nährstoff, der von einem Organismus zum Wachstum, zur Verrichtung von Arbeit, zum Schutz, Reparatur und Aufrechterhaltung vitaler Prozesse aufgenommen wird. In dieser Diskussion wird das Hauptaugenmerk auf Reparatur, Regeneration und Schutz gerichtet sein, wie es durch DMSO erfolgt, wenn es als „Nahrungsmittel" oder als Arzneimittel genommen wird.

Ein biologischer Schwefelzyklus, der auf Hydrogensulfid basiert, das aus der Oberfläche des Meeres freigesetzt und in der Atmosphäre oxidiert wird, sich in der atmosphärischen Feuchtigkeit auflöst und dann die Oberfläche des Landes mit dem Regen erreicht, für die Utilisation von Pflanzen und im weiteren Zyklus dann für Tiere zur Verfügung steht oder die Möglichkeit beinhaltet, in das Meer über oberflächliche Wasserabflüsse zurückzukehren, wurde als wissenschaftliches Dogma über Jahrzehnte angesehen. Dieses Konzept des natürlichen Schwefelzyklus ist nicht zweifelsfrei, basierend auf starken wissenschaftlichen Argumenten und aufgrund von Daten, die neu entwickelte analytische Methoden ergaben.

Um diesen Standpunkt, der hier dargelegt ist, aufzugreifen, sollten wir am Anfang beginnen. Aus der Ursuppe des Lebens, die in den Meeren der Vorzeit existierte, lange bevor sogar die einfachsten Landlebewesen erschienen, produzierten Algen und später Phytoplankton organische Moleküle, die Dimethylsulfid in die Atmosphäre entließen. Dies ist ein heute noch fortschreitender Prozeß. Diese einfachen Formen des Lebens, die in der oberen oder in der oberflächlichen Schicht der Ozeane der Erde vorkamen, assimilierten und konvertierten anorganischen Schwefel in verschiedene organische Moleküle, hauptsächlich in Dimethylsulfoniumsalze. Diese Substanzen wurden enzymatisch und physikalisch zu DMS abgebaut. Als Beispiel für diese Salze kann das Dimethyl-β-propiothetin, $(CH_3)_2S^+CH_2CH_2COOH$, gelten, das offensichtlich häufig vorkommt und die häufigste organische Schwefelquelle im Pflanzenleben des Meeres darstellt.

Dimethylsulfid, ein nahezu wasserunlösliches Molekül, das sogar wenig löslich ist, wenn es aus Meerwasser ausgesalzen wird, geht in die Atmosphäre über in Mengen, die ausreichend sind, um das Bedürfnis an Schwefel aller terrestrischen Lebensformen zu decken. Flüchtiges, nichtpolares DMS geht in die obere Atmosphäre, die manchmal auch als Ozonschicht bezeichnet wird, über. Hier erfolgt, katalysiert durch das Sonnenlicht, die Konversion in das hygroskopische DMSO und in MSM. Beide polare Verbindungen kehren, wenn sie in atmosphärischer Feuchtigkeit gelöst sind, mit dem Regen auf die Erdoberfläche zurück. Die Wurzeln der Pflanzen absorbieren diese Substanzen schnell und akkumulieren überraschend hohe Mengen dieser Verbindungen, wie durch Radiotracertechniken bewiesen wurde. Die neuere Literatur unterstützt diese Hypothese eines Schwefeltransportmechanismus.

Lovelock et al. (1972) vermuteten anhand überzeugender Daten, daß der dominierende Schwefelzyklus des Lebens auf Dimethylsulfid und nicht auf H_2S basiert. Diese Forschungsgruppe führte aus, daß einfach nicht genug H_2S im atmosphärischen Gleichgewicht zu finden ist, um den minimalen Zyklusbedürfnissen zu genügen. Basierend auf ihre Analysen und Berechnungen wird DMS als primäre Verbindung im natürlichen Transfer von Schwefel aus biologischem Ursprung betrachtet. Sie erkannten die Wahrscheinlichkeit der atmosphärischen Konversion in DMSO und die Affinität dieser Verbindung für atmosphärische Feuchtigkeit.

Andreae (1980) lieferte Daten aus ausführlichen analytischen Übersichten über Meeresgewässer der Welt und zusätzliche Argumente für einen Schwefelzyklus, der auf Methyl-S-Methanen beruht. Diese Daten zeigten, daß sowohl DMS als auch DMSO in weit gestreut gesammelten Proben im Seewasser, Süßwasser, Regen und in Phytoplanktonkulturen vorhanden sind.

White (1982) untersuchte ternäre Dimethylsulfoniumsalze in Meeresalgen und die potentielle weltweite Produktion von DMS besonders in der Chlorophytengruppe. Die vorliegenden Daten lassen vermuten, daß Algen allein, die DMS erzeugen, für etwa 20 % des Schwefels verantwortlich sind, die in den Schwefelzyklus eingehen. Der Autor vermutet, daß der Rest des Schwefels, der notwendig ist, um die Bilanz auszugleichen, möglicherweise als Methyl-S-Methane aus Meeres-Phytoplankton stammt.

Challenger u. Hayward (1954) berichten über die Anwesenheit von Dimethylsulfoniumsalzen, alles Vorstufen der unpolaren Thioäther, in Meeres- und terrestrischen

Pflanzenformen, die als Tierfutter verwendet werden. Viele Artikel der letzten Jahre berichten über das natürliche Vorkommen von DMS, DMSO und MSM in nahezu jedem Gemüse, Nüssen, Früchten, Fleisch, Fisch und Getränken wie Kaffee, Bier, Tee und Milch. In den USA wird die Frische eines Produktes mit gaschromatographischen Methoden bestimmt. Je höher der DMS-Gehalt, um so frischer ist das Produkt. Metabolischer Schwefel war wichtig für Lebensformen, die vor Hunderten von Millionen Jahren existierten, aber er ist es auch heute noch. Bevor der komplexe Schwefeldonator Methionin gefunden wurde, bewältigte auch das primitive Leben vermutlich mit den einfachsten Formen des organischen Schwefels das Leben: DMS, DMSO und MSM. Studenten der Paläontologie erzählen uns, daß die blaugrünen Algen zusammen mit primitiven Bakterien in Fossilien gefunden werden. Diese Algen, obwohl sie noch primitiv sind, wachsen weit verbreitet in den Oberflächengewässern der Erde heute noch, fahren fort, DMS zu produzieren, und helfen dabei, den Schwefelkreislauf aufrechtzuerhalten. Da das frühe Leben programmiert war, Methyl-S-Methane zu verwenden, ist es schwierig zu verstehen, warum die höheren Formen des Lebens diese genetische Prädisposition verloren haben sollen. Das Leben auf der Erde heute, das diese polaren Formen von DMS verwendet, findet diese so kompatibel wie Wasser und NaCl vor. Vielleicht ist das niedrige Toxizitätsprofil von DMSO darauf zurückzuführen.

DMSO, MSM und seine Vorstufen, die mit wenigen 100 mg pro Tag aufgenommen werden, sind so wichtig für eine Ernährung wie es eine adäquate Kaliumaufnahme ist. Die Methyl-S-Methane, in normaler Menge aufgenommen, liefern normale gesunde Gewebe durch Deckung des Schwefelbedarfs mit der Hilfe von Methionin. Über diese Bedarfsdeckung hinaus, kann man annehmen, daß DMSO verschiedene protektive und Erhaltungsrollen spielt. Einige von ihnen haben wir als „pharmakologisch" bezeichnet (Herschler u. Jacob 1980). Welches ist nun die minimale Anzahl an DMSO-Molekülen, die eine Wirkung auf die Viskosität von Hyaluronsäure hat, freie Radikale, wie Hydroxylradikale, unschädlich macht, sich mit Wasser assoziiert, um die Eiskristallbildung in Geweben bei tiefen Temperaturen zu vermeiden, oder sonst irgendwelche pharmakologischen Eigenschaften zeigt? Wir wissen es nicht.

Die unbeabsichtigte Anwendung von DMSO (oder MSM) als Nahrungsbestandteil ist alt; die bewußte Anwendung von DMSO als Nahrungsbestandteil oder als pharmakologisch wirksame Substanz ist neu, und der Unterschied ist abhängig von der angewandten Konzentration, der Applikationsform und der Art der Aufnahme. Eine Vielzahl von Zerstörungen der Sufhydrylgruppen (SH-Gruppen) und Disulfidgruppen (-S-S-Gruppen) treten in Verbindung mit krankheitsbedingten Fehlfunktionen und traumatisch induzierten Strukturverletzungen auf. Weiterhin existiert ein Bedarf für die Gruppe $CH_3S\cdot$, denn diese Gruppe ist ein hervorragender biologischer „Stopper" potentiell letaler Kettenreaktionen. Ein Beispiel hier wäre die Lipidperoxidation innerhalb von Zellmembranen des Zentralnervensystems, wie sie nach Traumen auftritt. Unter solchen Bedingungen wird ein Schwefeldonator in hoher Konzentration gebraucht, der das Organ durchdringt und die Gewebe zum wirksamen Schutz und Reparatur diffundiert. Aus meiner Perspektive erfüllt DMSO diese Ansprüche. Der Vorteil liegt in den verschiedenen pharmakologischen Eigenschaften, die von dem intakten Molekül ausgeübt werden. Es scheint, als könnten wir bald eine weitere biologische Eigenschaft zu dieser bereits bestätigten Liste pharmakologischer Eigenschaften hinzufügen. Diese Eigenschaft ist die Eigenschaft von DMSO, Schwefel für

die Reparatur und die Regeneration zerstörten Gewebes zu liefern, für Disulfidbrük-
ken und Enzyme mit diesen kritischen, reaktiven Sulfhydrylgruppen.
Während allgemein bekannt ist, daß DMSO schnell durch die Haut diffundiert und
schnell systemisch absorbiert wird, trifft dies für den Metaboliten MSM nicht zu.
Ganz im Gegenteil, MSM, das systemisch aus dem Magen resorbiert worden ist, wird
langsam ausgeschieden, teilweise sogar durch die Haut. Etwa ein Drittel einer MSM-
Dosis kann im Schweiß des Menschen gefunden werden. Wir haben die Kombination
von topischem DMSO und oralem MSM in der Klinik ausprobiert und hoffen, bald
einen Bericht vorlegen zu können. Ich möchte daran erinnern, daß die stabile Form
der Methyl-S-Methane, die im Körper gespeichert sind, MSM ist. DMSO hat eine
relativ kurze In-vivo-Halbwertszeit. Diese Befunde sind bereits von verschiedenen
Forschungsteams berichtet worden.
Diese Diskussion hier hat nicht die Absicht, Mueller zu widerlegen, noch du
Vigneaud und andere, deren hervorragende Forschungsergebnisse die Konversion
von Methionin im Homocystein oder Cystein zeigten. Was ich hier anführen möchte
ist, daß die Methyl-S-Methane für eine lange Zeit wichtige Schwefeldonatoren dar-
stellten und einfach als Nahrungsmittelbestandteile übersehen worden sind. Meine
Arbeiten haben klar gezeigt, daß DMSO und MSM, wenn ihre Biotransformation in
Pflanzen mit 35-S verfolgt wird, als Schwefeldonatoren für eine große Zahl von
Molekülen identifiziert werden können. Selbst Methionin, das durch die Pflanzen
produziert wird, verwendet das 35-S-markierte Molekül aus DMSO oder MSM, das
in der Wurzel aufgenommen wird. Unsere vorläufige Arbeit an Tieren zeigt ebenfalls,
daß diese Schwefeldonatoren metabolisch akzeptiert werden. Wir hoffen, vorläufige
Studien bestätigen zu können, und ebenso hoffen wir, die laufenden Forschungen
bestätigen zu können, in denen Biomoleküle wie Heparin, Insulin, Keratin, Coenzym
A und -SH-tragende Enzyme, Biotin, Methionin, Enkephalin, Hämoglobin, Calcito-
nin, Fibrinogen, Muskelprotein, Albumin und andere ihre Thiol- und Disulfidgruppen aus Methyl-S-Methanen gewinnen.
Wenn diese Perspektive durch weitere Studien bestätigt wird, wird die Schwefeldona-
toreigenschaft des DMSO und seiner Metaboliten helfen, die Wirkungsmechanismen
dieser chemischen Substanzenzu erklären, die den lebenden Prozeß beeinflussen.

Summary

Dimethyl sulfoxide, a methyl-S-methane compound, is an essential part of the
biologic sulfur cycle and an intermediate in the equation:

$$(CH_3)_2 \overset{+}{S} - R \longleftrightarrow CH_3SCH_3 \longleftrightarrow CH_3 \overset{\overset{O}{\|}}{S} CH_3 \longleftrightarrow CH_3 \overset{\overset{O}{\|}}{\underset{\underset{O}{\|}}{S}} CH_3$$

Research in the past decade or so has disproved the earlier theory tht hyderogen
sulfide was the only genesis of natural atmospheric and terrestrial sulfur.
Methylsulfenyl, sulfinyl, and sulfonyl methanes are found in most foods eaten by man
and the lower animals. Preliminary radiolabeling studies indicate excellent biotrans-

formation rates for the sulfur-35 label from DMSO and DMSO$_2$ in both plants and animals.

DMSO, in addition to being a widely useful drug, may also function as a primary source of sulfur, an essential macronutrient. These findings lend further support to the concept of the therapeutic safety of DMSO and its metabolites.

Literatur

Andreae MO (1980) Dimethyl sulfoxide in marine and fresh waters. Limnol Oceangr 25 (6): 1054–1063

Challenger F, Hayward BJ (1954) The Occurrence of a methylsulphonium derivative in asparagus. Chem Ind, July 19: 729–730

Herschler RJ, Jacob SW (1980) The case of dimethyl sulfoxide. In: Lasagna L. (ed) Controversies in therapeutics. Sanders, Philadelphia, p 519–529

Lovelock JH, Maggs RJ, Rasmussen RA (1972) Atmospheric dimethyl sulphide and the natural sulfur cycle. Nature 237: 452

White RH (1982) Analysis of dimethyl sulfonium compounds in marine algae. J Marine Res 40 (2): 529–535

Pharmakologie und Toxikologie von Dimethylsulfoxid (DMSO)

B. Calesnick und A. Dinan

Experimenteller Teil

DMSO wurde früher als Lösungsmittel in chemischen Laboratorien, als Frostschutz-mittel, Hydraulikflüssigkeit und als Farben- und Lackentferner in der Industrie eingesetzt. Schon um 1960 begann sich die Aufmerksamkeit auf den therapeutischen Einsatz bei Muskelschmerzen, Verstauchungen, Neuralgien und Gefäßerkrankun-gen zu richten (de la Torre 1983).

DMSO als einfache chemische Verbindung weist eine bemerkenswerte Vielzahl pharmakologischer Wirkungen auf. In verschiedenen Untersuchungen sind folgende Eigenschaften beschrieben worden: entzündungshemmende, analgetische, bakte-riostatische und diuretische, gefäßerweiternde und muskelrelaxierende Wirkung und Cholinesterasehemmung (de la Torre 1983).

Bei topischer Anwendung als 15- bis 90%ige wässrige Lösung oder Gel weist DMSO eine lindernde Wirkung auf Schmerzen, Schmerzempfindung, Schwellungen und Muskelkrämpfe auf. Eine Wiederherstellung der Beweglichkeit wird bei Patienten mit akuter Distorsion, Tendinitis, Bursitis, chronischer Polyarthritis, Gichtarthritis und Osteoarthritis (Arthrose) erreicht.

Die einzigartige, für Biologen faszinierende Eigenschaft des DMSO ist seine Penetra-tion durch die Haut und seine Aufnahme in den Blutkreislauf. Diese Eigenschaften machen das DMSO einerseits zum Risikofaktor, andererseits wird es dadurch zu einer äußerst interessanten Substanz, die eine Vielzahl therapeutischer Anwendungs-möglichkeiten bieten könnte.

Pharmakokinetische Untersuchungen (Alam u. Layman 1983) haben gezeigt, daß bei dermaler Anwendung innerhalb von 4–8 h maximale Serumkonzentrationen erreicht werden (Hucker et al. 1967). Danach folgt eine allmähliche Abnahme mit einer Halbwertszeit im Serum zwischen 11 und 14 h. Im Organismus wird DMSO zu Dimethylsulfid (DMS) reduziert und zu Dimethylsulfon ($DMSO_2$) oxidiert. DMSO selbst kann nach dermaler Applikation nach 36–48 h im Serum nicht mehr nachge-wiesen werden. Der Metabolit $DMSO_2$ erreicht jedoch nach 36–72 h eine maximale Serumkonzentration, und diese nimmt dann mit einer Halbwertszeit von 60–72 h ab. $DMSO_2$ kann bis zu 312 h nach Gabe noch nachgewiesen werden. Dieses Phänomen kann teilweise durch eine Gewebebindung erklärt werden.

Es gibt offenbar keine Kumulation des DMSO im Organismus, auch nicht bei Lang-zeittherapie. Nur etwa 30% der verabreichten Substanz werden im Urin als DMSO und $DMSO_2$ ausgeschieden. Ein geringer Anteil des DMSO wird durch die Lungen und die Haut ausgeschieden, im Stuhl kann etwas DMSO und $DMSO_2$ nachgewiesen werden.

Es wurden *In-vivo* und *In-vitro-Studien* geplant, um mögliche lokale und systemische pharmakodynamische Wirkungen des DMSO zu erforschen. In der ersten Phase der *In-vivo-Studien* bestimmten wir das Reizschwellenpotential von DMSO. Wir benutzten die Draize-Methode zur Bestimmung des Reizpotentials, wobei in destilliertem Wasser gelöste Stoffe in die Augen von Neuseeland-Albinokaninchen instilliert werden. Dieser Test dient der Bestimmung des augenreizenden Potentials einer Substanz nach dem „Federal Hazardous Substances Labeling Act". Eine standardisierte Abstufung wurde vorgenommen, wobei jeder Augenabschnitt unabhängig, ohne Bezug zur Gesamtbewertung, betrachtet wurde. Zusätzlich wurde die Schädigung der Kornea nur aufgrund der Intensität des am stärksten betroffenen Abschnittes bewertet. Die Größe der betroffenen Fläche wurde nicht berücksichtigt. Material und Methodik dieser Prüfungsphase waren wie folgt:

Sechs Tiere wurden einbezogen, jeweils ein Auge diente als Kontrolle. Bevor die Tiere in das Testsystem eingesetzt wurden, wurden beide Augen mit Fluoreszeinfarbstoff untersucht. Verdünntes DMSO (0,5 ml) wurde jedem Tier auf ein Auge aufgetragen; danach wurde das Augenlid 10 s lang leicht angedrückt. Nach 30 s wurden das behandelte Auge 60 s lang mit lauwarmem Leitungswasser ausgespült.

Anschließend wurden die Augen untersucht und die Ausprägung der okularen Reaktionen nach 1, 24, 48 und 72 h bestimmt unter Anwendung der Draize-Skala und -Methode (1959). Nach der visuellen Beurteilung der Augen folgte eine Untersuchung auf eine Korneatrübung und auf deren Intensität und Fläche mittels Fluoreszein.

Ergebnisse

Eine Dosis-Wirkungsbeziehung bezüglich der Reizstärke konnte aufgezeigt werden (Tabelle 1). Das Kaninchen, welchem 100%iges DMSO (Fisher Certified ACS Dimethyl Sulfoxide) aufgetragen wurde, entwickelte eine ringförmige Bindehautschwellung (Schwellung mit etwa halb geschlossenen Lidern) mit einer Gesamtbewertung von 3; das Kaninchen mit 75%igem DMSO wies eine Konjunktivitis Grad 2 auf (diffus, hochrot, einzelne Blutgefäße schlecht erkennbar) und eine Bindehautschwellung Grad 1 (stärkere Schwellung); die Gesamtbewertung betrug ebenfalls 3. Beide Kaninchen zeigten 1 h nach Anwendung starke Lichtempfindlichkeit, die nach 24 h wieder im Normalbereich lag. Diejenigen Kaninchen, bei denen 50%iges und

Tabelle 1. DMSO-Konzentration bei Anwendung im Auge von männlichen weißen Neuseeland-Kaninchen (nach der Draize-Methode)

DMSO-Konzentration [%]	Gesamtbewertung Reizung
100	3
75	3
50	0
20	0
10	0
5	0

weniger konzentriertes DMSO aufgetragen wurde, zeigten keine Reizerscheinungen. In der zweiten Prüfungsphase wollten wir die Art der Reizwirkung durch DMSO genauer erforschen. Jeweils 50 µl unverdünntes DMSO und Fisher-Certified-ACS-Pyridin (Referenzsubstanz) wurden im 30-min-Intervall 1 h lang bei 3 Tage alten Ferkeln (Durock) und 4–10 Jahre alten Affen (Macaca mulata) auf benachbarte Hautbezirke aufgetragen und die Bezirke sofort mit Alufolie abgedeckt.

Nach 1 h Einwirkungszeit wurden Teile dieser betroffenen Hautstellen exzidiert, für histopathologische Untersuchungen vorbereitet und von einem Pathologen untersucht. Es stellte sich heraus, daß DMSO wie Pyridin tatsächlich eine Reizung bewirkt (Ödem und entzündliche Reaktion), wenn es direkt auf relativ „junge" oder „alte" Haut aufgetragen wird. Dies zeigt sich im klinischen Bereich gewöhnlich durch Erytheme, Jucken und Brennen. Diese Wirkung wird darauf zurückgeführt, daß Histamin freigesetzt wird.

Durch *In-vitro-Untersuchungen* sollte bestimmt werden, ob die berichtete entzündungshemmende und analgetische Wirksamkeit des DMSO möglicherweise aufgrund eines Eingriffs in die verschiedenen Abläufe der Prostaglandinbiosynthese zustande kommt. Die Wirkung von DMSO auf verschiedene Enzyme dieses Biosyntheseweges sollte festgestellt werden mit der Phospholipase A_2, der Prostaglandinsynthetase und der 5-Lipoxygenase (Abb. 1). Bei dieser Studie lagen die DMSO-Konzentrationen im Versuchsmedium zwischen 0,5 und 10%.

Phospholipase A_2

Im Handel erhältliche Phospholipase A_2 (PLA$_2$) aus Schweinepankreas (Sigma) wurde in Anwesenheit von radioaktivem ^{14}C-Substrat ohne und mit DMSO im Testsystem mit 0,5-, 1,0-, 5,0- oder 10%igem DMSO inkubiert. Die Reaktionen wurden durch Ansäuerung gestoppt, die Reaktionsmischungen mit Äthylacetat extrahiert und die Extrakte zusammen mit den entsprechenden Standards auf Dünnschichtchromatographie-Platten aufgetragen. Die Fläche, die den Standards entsprachen, wurden dann mittels Flüssigkeitsszintillationsspektrometrie ausgewertet.

Der prozentuale Anteil von freier oder durch Esterspaltung gebildeter Arachidonsäure wurde für jedes Experiment in Dreifachbestimmung berechnet (Tabelle 2). Diese Daten deuten darauf hin, daß DMSO *in vitro* keine signifikante Wirkung auf eine Rohpräparation von Schweinepankreas -PLA$_2$ aufweist.

Tabelle 2. Wirksamkeit von DMSO auf die Aktivität der PLA$_2$ (in vitro)

Zusatz DMSO [%]	Freie Arachidonsäure [%]
0,0	78
0,5	82
1,0	83
5,0	79
10,0	68

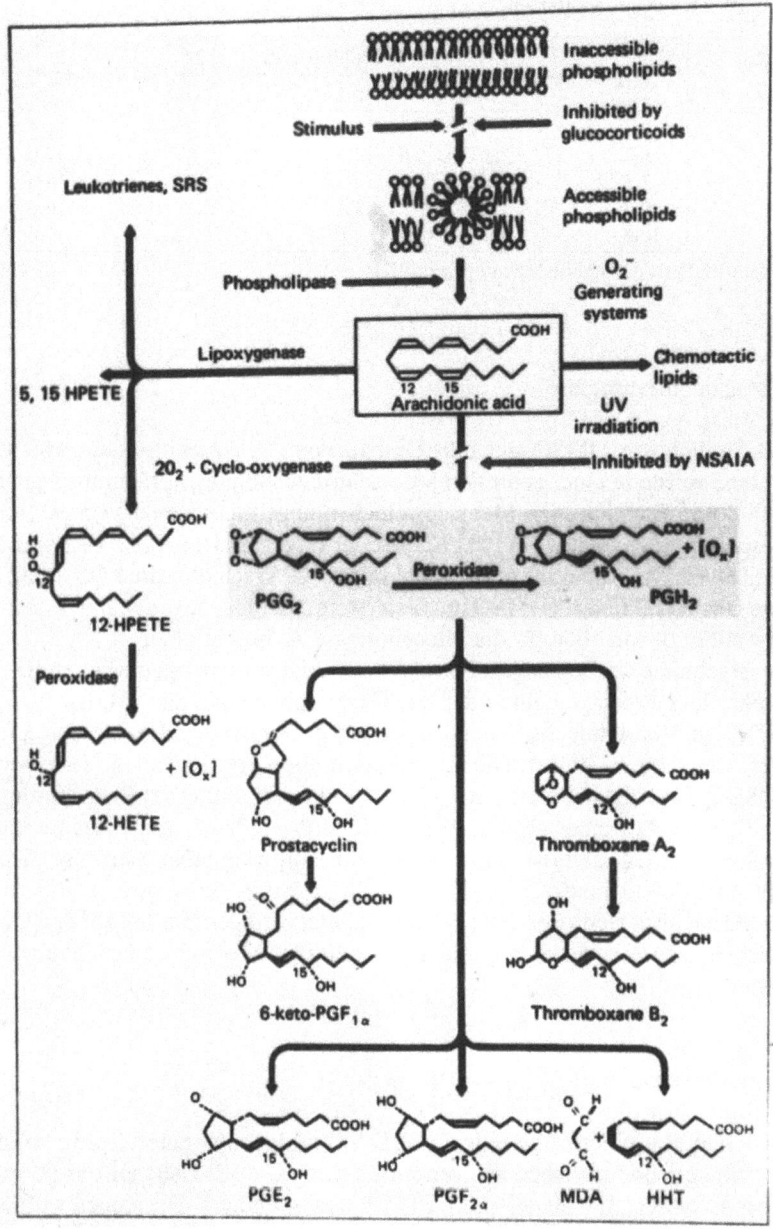

Abb. 1. Prostaglandinbiosynthese

Tabelle 3. In vitro-Wirksamkeit von DMSO auf die Prostaglandinbildung in zellfreien Meerschweinchenlungenpräparationen

Zusatz DMSO [%]	Radioaktivität [%] in:				
	PGE$_2$	PGF$_{2\alpha}$	6-Keto-PGF$_1$[a]	PGD$_2$	Gesamt-PG
0,0	5,4	2,2	2,1	2,2	11,8
0,5	6,3	2,2	2,3	2,2	14,9
1,0	7,8	2,4	2,7	1,9	14,6
5,0	10,3	3,0	1,3	2,1	16,6
10,0	10,8	1,8	2,6	1,5	16,6

a 6-Keto-PGF$_1$ ist der stabile Metabolit von PGI$_2$

Prostaglandinsynthetase

Der Einfluß von DMSO auf den Umbau von ^{14}C-Arachidonsäure in ^{14}C-Prostaglandine wurde in einer zellfreien Meerschweinchenlungenpräparation geprüft.
Nach Zentrifugation des Meerschweinchenlungenhomogenats (in 92 mmolarem Phosphatpuffer, pH 7,4) bei 100 g lieferte der Überstand die rohen Enzympräparationen. Die Enzympräparationen wurden mit 1-^{14}C-Arachidonsäure (25 µmol) mit oder ohne DMSO inkubiert (DMSO im Testsystem: 0,5, 1,0, 5,0 oder 10%). Der Versuch lief weiter ab, wie oben für die Phospholipase A$_2$ beschrieben.
Die Ergebnisse wurden angegeben als Prozentualwerte der gemessenen Radioaktivität einzelner Prostaglandine oder der Gesamtprostaglandine (PGE$_2$, PGF$_{2\alpha}$, PGI$_2$, PGD$_2$) im Verhältnis zur Radioaktivität des Gesamtextraktes. Jedes Experiment wurde 2fach durchgeführt. Die hierbei ermittelten Werte (Tabelle 3) zeigen an, daß DMSO in Konzentrationen von 5 oder 10% eine Erhöhung der PGE$_2$-Bildung bewirken könnte. Aus einer großen Anzahl früherer ähnlicher Experimente kann angenommen werden, daß die Unterschiede zur Kontrolle möglicherweise nicht signifikant sind.
DMSO hat also, wenn überhaupt, einen äußerst geringen Einfluß auf den Umbau von Arachidonsäure zu Prostaglandinen in zellfreien Meerschweinchenlungenpräparationen.

5-Lipoxygenase

Basophile Rattenleukämiezellen (RBL-1) wurden aus einer Kultur entnommen, zentrifugiert und zu einer Konzentration von 50 · 10^6 Zellen/ml in 50 mmolarem Phosphatpuffer, pH 7,0 + 1 nmol EDTA, resuspendiert. Die Zellen wurden mittels Polytron-Homogenisator homogenisiert und bei 40 000 g 30 min lang zentrifugiert. Der dadurch erzielte Überstand diente als 5-Lipoxygenasepräparation. Die Enzymaktivität wurde mit 0,44 ml Enzymüberstand, 2 mmol CaCl, 60 mmol ^{14}C-Arachidonsäure und verschiedenen Mengen von DMSO in einem Gesamtvolumen von 0,5 ml bestimmt. Die Reaktion wurde über 5 min bei einer Temperatur von 37 °C durchgeführt und durch Überführen der Teströhrchen in Eis und den Zusatz von 0,02 ml 1 molarer Zitronensäure gestoppt.

Tabelle 4. Wirksamkeit von DMSO auf die 5-Lipoxygenaseaktivität

DMSO-Konzentration [%]	Verminderung der 5-Lipoxygenaseaktivität [%]
2	23
5	27
10	22

Um die Extraktionsausbeuten zu überprüfen, wurden jedem Röhrchen ca. 15000 cpm ^{3}H-5-HETE zugefügt und der Inhalt mit 2 ml Diäthyläther extrahiert. Die organische Phase wurde zur Trockne verdampft und auf mit Kieselerde imprägnierten Glasfiberplatten aufgebracht. Das Produkt, 5-HETE, wurde durch Chromatographie isoliert. Die Quantifizierung wurde durch Flüssigkeitszintillationszählung bestimmt. Die Bildung des 5-HETE wurde durch die spezifische Aktivität der zugefügten Arachidonsäure berechnet. Die Wirkung von DMSO auf die 5-Lipoxygenaseaktivität wurde in Anwesenheit von 2-, 5- und 10%igem DMSO bestimmt. Bei allen 3 Konzentrationen (Tabelle 4) wurde die Aktivität um ca. 25% vermindert (22–27%). Diese Wirkung ist offenbar nicht dosisabhängig.

Diskussion

Wir konnten aufzeigen, daß unverdünntes DMSO ähnlich wie Pyridin ein starkes Hautreizpotential aufweist. Die lokale Kongestion, Ödem und Entzündung wird durch DMSO in Konzentrationen von mehr als 50% hervorgerufen, und es scheint, daß diese Reizung im Zusammenhang mit der analgetischen Wirkung steht. Dieser physikochemische Zusammenhang wurde bei Lokalanästhetika aufgezeigt (Bentner u. Calesnick 1942).

Mehrere Studien wurden durchgeführt, um die Antiphlogose/Analgesie, über die bei klinischer Anwendung berichtet wird (Alam u. Layman 1983; Calesnick 1981; Greenwald et al. 1980; Higgins u. Braunwald 1972; Hucker et al. 1967; Leter 1979), durch einen möglichen Eingriff des DMSO in die Prostaglandinsynthese zu untersuchen. Beispielsweise könnten die entzündungshemmenden Eigenschaften des DMSO dadurch erklärt werden, daß es die bakterizide Funktion polymorphkerniger Leukozyten hemmt, indem es Hydroxylradikale abfängt und die Prostaglandinbiosynthese hemmt (Antony et al. 1983; Repine et al. 1983).

In einer anderen Studie wurde über eine Hemmung von PGE und PGF (Panganamala et al. 1976) durch DMSO berichtet, in einer weiteren Studie stellte sich heraus, daß DMSO die PGF$_1$-Synthese hemmte, die PGE$_1$-Synthese stimulierte (La Hann u. Horita 1975). Schließlich stellte sich noch heraus, daß DMSO weder die Prostaglandinbindung an zelluläre Membranen (Roa 1977), noch die Bildung von PGF$_{2\alpha}$ oder TXB$_2$ (Strickland et al. 1983) veränderte.

Unsere jetzigen Studien zeigten, daß DMSO die Prostaglandinsynthese nicht über die normale physiologische Konzentration hinaus veränderte.

In-vitro-Untersuchungen wurden durchgeführt, um die Wirkung des DMSO auf verschiedene Enzyme des Arachidonsäurestoffwechsels zu bestimmen. Diese Untersuchungen wurden mit folgenden Enzymen durchgeführt: Phospholipase A$_2$, Prostaglandinsynthetase und 5-Lipoxygenase. Bei dieser Studie wurde DMSO in Testkonzentrationen zwischen 0,5 und 10% eingesetzt. Die zur Schmerzlinderung am häufigsten angewandten Substanzen sind die nichtsteroidalen Antirheumatika (NSAR), deren gemeinsamer Wirkungsmechanismus darin zu liegen scheint, daß sie hemmend auf die Cyclooxygenase (Prostaglandinsynthetase) einwirken, das Hauptenzym der Prostaglandinbiosynthese (Clive u. Stoff 1984; Patmas et al. 1984). Jedoch hat sich herausgestellt, daß diese Substanzen akutes Leber- und Nierenversagen und akute hämolytische Anämien verursachen können. Da die NSAR viele Organsysteme stark schädigen können, kann DMSO als wesentlicher Bestandteil der Therapie rheumatischer Erkrankungen eine relativ sichere Alternative bilden.

Anerkannte medizinische Anwendung von DMSO in den USA

Die Verwirrung und Kontroverse um die Vermarktung des DMSO in den USA (Calesnick 1981) hat sich in jüngster Zeit noch dadurch verstärkt, daß einige Staaten Gesetze erlassen haben, die die Herstellung, Verschreibung und Anwendung von DMSO unter bestimmten Bedingungen betreffen. Viele Unternehmer haben aus der durch die Medien verursachten großen Publizität durch Werbung und Verkauf der Substanz zu übertrieben hohen Preisen Kapital geschlagen. Die Tatsache, daß mehrere DMSO-Präparationen erhältlich sind, erhöht noch die Probleme, die Ärzte bei der Verordnung der Substanz oder bei der Beratung ihrer Patienten haben.

Zur Zeit sind folgende Präparationen erhältlich:

1. Eine 50%ige Lösung, die unter der Bezeichnung Rimso-50 von der Research Institute Corporation in den Handel gebracht wird. Sie wird zur Behandlung der interstitiellen Zystitis direkt in die Blase instilliert. Dies ist derzeit das einzige zur Anwendung beim Menschen zugelassene Präparat.
2. Ein von den Diamond Laboratories vermarktetes Veterinärarzneimittel in Form einer 90%igen Lösung oder eines Gels zur topischen Anwendung bei Pferden und Hunden zur Behandlung von durch Traumen verursachten akuten Schwellungen.
3. Eine Lösung, die in der Industrie als „Entfetter" in 99%iger Konzentration eingesetzt wird; die Verunreinigungen sind nicht bekannt. Diese Lösung wird i. allg. der Öffentlichkeit durch eine Vielzahl von Geschäften oder Versandhäusern angespriesen und verkauft. Die potentielle Gefahr bei der Anwendung dieses Industrieproduktes liegt darin, daß durch die Haut evtl. gefährliche Verunreinigungen aufgenommen werden können.

In der Bundesrepublik Deutschland ist zur medizinischen Anwendung Dolobene-Gel erhältlich, welches in 100 g Gel 15 g DMSO enthält.

Nachdem die FDA im Juli 1980 ihre Verfügung über das Verbot von klinischen Prüfungen mit DMSO zurücknahm, sind begrenzte und streng kontrollierte neue Untersuchungen genehmigt worden. Da es Anzeichen für eine Wirksamkeit der Substanz bei Sklerodermie mit Hautgeschwüren gibt (Jacob u. Wood 1971; Jacob u. Herschler 1975) wird eine multizentrische, kontrollierte klinische Prüfung angestrengt. Weitere Prüfungen über die Anwendungsmöglichkeit von DMSO bei Kopfverletzungen, bei akuten Verletzungen, wie Verstauchungen und Zerrungen, und bei chronischen Erkrankungen, wie chronische Polyarthritis und Osteoarthritis, sind in Gang (Patmas et al. 1984).

Obwohl die Ergebnisse dieser Studien erst in einigen Jahren vorliegen werden, hoffen wir, daß diese Studien über die derzeit vorliegenden Erfahrungen hinaus endgültige Daten über die Wirksamkeit und Anwendungsmöglichkeiten von DMSO bei den verschiedenen Erkrankungen erbringen werden.

Zusammenfassung

Zur Bestimmung des hautreizenden Potentials von DMSO wurden 2 Verfahren angewandt. Bei der Anwendung der Draize-Methode wurde bei Konzentrationen von über 50% DMSO eine Reizwirkung festgestellt. Mit der zweiten Methode wurde durch direktes Auftragen von unverdünntem DMSO auf die Haut von Ferkeln und Affen für die Dauer von 1 h die Hautreizung bestimmt.
Histopathologische Untersuchungen erbrachten keinen Unterschied zwischen den durch unverdünntes DMSO und durch Pyridin, einem stark hautreizenden Stoff, bedingten Wirkungen.
Einige Studien wurden durchgeführt, um die Einwirkung des DMSO auf die Prostaglandinsynthese zu bestimmen, wodurch sich möglicherweise seine antiphlogistische Wirkung erklären läßt.
Unsere Studien zeigten, daß DMSO die Prostaglandinsynthese nicht über die normale physiologische Konzentration hinaus verändert.
In-vitro-Untersuchungen wurden durchgeführt, um die Wirkung von DMSO auf verschiedene Enzyme des Arachidonsäurestoffwechsels zu bestimmen. Die Untersuchung wurde mit folgenden Enzymen durchgeführt: Phospholipase A_2 (Bildung von Arachidonsäure aus Phospholipiden durch Esterspaltung), Prostaglandinsynthetase (Bildung der Prostaglandine) und 5-Lipoxygenase (Bildung der Leukotriene).
Bei dieser Studie betrugen die Konzentrationen an DMSO im Testsystem zwischen 0,5 und 10%.
Für ihre wertvolle technische Unterstützung danken wir M. E. Rosenthale, E. Tolman und S. Levinson.
Die Substanzen wurden freundlicherweise von der Firma Merckle GmbH, Blaubeuren, Deutschland, zur Verfügung gestellt.

Summary

Two methods were used to determine the irritative properties of DMSO. The Draize technique revealed irritating effects when the concentration of DMSO exceeded 50%. With the other method, skin irritation was determined when undiluted DMSO was applied directly to the skin of piglets and monkeys and left for 1 h. Histopathological studies showed no significant differences between the effects produced by DMSO and by pyridine, which is a powerful skin iritant.
A number of studies were conducted to determine the role of DMSO in interrupting the prostaglandin cascade, which may account for the analgesia reported in its clinical use.
Our studies demonstrated that DMSO did not affect the prostaglandin cascade within the expected normal physiological concentration range. DMSO was tested in vitro for

its effects on various enzymes involved in catalysis of the metabolism of arachidonic acid. These included phospholipase A_2 (deesterification of arachidonic acid from phospholipids), prostaglandin synthetase (production of classic prostaglandins), and 5-lipoxygenase (production of leukotrienes). In this study the final concentrations of DMSO ranged from 0,5% to 10%.

Literatur

Alam SS, Layman DL (1983) Sulfoxide inhibition of prostacyclin in cultured aortic endothelial cells. Ann NY Acad Sci 411: 318–320

Antony VB et al. (1983) Effect of dimethyl sulfoxide on chemotaxis of phagocytic cells. Ann NY Sci 411: 321–323

Beutner R, Calesnick B (1942) The essential characteristics of local anesthetics. Anesthesiol 3: 673–683

Calesnick B (1981) Current status of dimethylsulfoxide (DMSO). Am Fam Physician April: 167–168

Clive DM, Stoff JS (1984) Renal syndromes associated with nonsteroidal antiinflammatory drugs. N Engl J Med 310: 563–572

Greenwald JE et al. (1980) In vivo inhibition of thromboxane biosynthesis by hydralazine. Adv Prostagl Thromb Res 6: 293–295

Higgins CB, Braunwald E (1972) The prostaglandins. Am J Med 53: 92–112

Hucker HB et al. (1967) Studies on the absorption, excretion and metabolism of dimethylsulfoxide. J Pharmacol Exp Ther 155: 309–317

Jacob SW, Wood DC (1971) Dimethyl sulfoxide (DMSO)-status report Clin Med, November 1971. Clinical Medicine Publications, Chicago, pp 21–31

Jacob SW, Herschler R (eds) (1975) Biological actions of dimethyl sulfoxide. Ann NY Acad Sci Vol 243.

La Hann TR, Horita A (1975) Effects of dimethyl sulfoxide (DMSO) on prostaglandin synthetase. Proc West Pharmacol Soc 18: 81–82

Lefer AM (1979) Role of the prostaglandin-thromboxane system in vascular homeostasis during shock. Circ Shock 6: 297–303

Panganamala RV et al. (1976) Role of hydroxyl radical scavengers dimethyl sulfoxide, alcohols and methional in the inhibition of prostaglandin biosynthesis. Prostaglandins 11: 599–607

Patmas MA et al. (1984) Acute multisystem toxicity associated with the use of nonsteriodal anti-inflammatory drugs. Arch Intern Med 144: 519–521

Roa C-V (1977) Differential effects of detergents and dimethylsulfoxide on membrane prostaglandin E_1 and $F_2\ \alpha$ receptors. Life Sci 20: 2013–2022

Rosenbaum EE, Herschler RJ, Jacob SW (1965) Dimethyl sulfoxide in musculoskeletal disorders. JAMA 192: 109–113.

Repine JE et al. (1983) Effect of demethyl sulfoxide on the bactericidal function of polymorphon-nuclear leukocytes. Ann NY Acad Sci 411: 11–13

Strickland DM et al. (1983) Modulation of prostanoid by antimicrobials. Biochem Pharmacol 32: 2625–2627

Torre JC de la (ed) (1983) Biological actions and medical applications of dimethyl sulfoxide (DMSO). Ann NY Acad Sci 411: 1–402

Torre JC de la (1983) Role of dimethyl sulfoxide in prostaglandin-tromboxane and platelet systems after cerebral ischemia. Ann NY Acad Sci 411: 293–308

II. DMSO bei Traumen, Rheuma und Kollagenosen

Biologische Wirkung von Dimethylsulfoxid (DMSO) auf Hautulzerationen bei systemischer Sklerodermie

A. L. SCHERBEL

Dimethylsulfoxid (DMSO) ist ein vielseitiges chemisches Lösungsmittel, das sich als wirksam bei einer Vielzahl menschlicher Erkrankungen erwies, das aber als Therapeutikum in den USA kontrovers beurteilt wird. Zur Zeit ist DMSO durch die FDA nur für die Behandlung der interstitiellen Zystitis, einer seltenen Blasenerkrankung, zugelassen. Über die Wirkung von DMSO auf die Heilung von Hautulzerationen bei systemischer Sklerodermie wurde zuerst durch Scherbel et al. (1965) berichtet. Nachfolgend wurde die klinische Wirksamkeit des Arzneimittels in mehreren Studien bestätigt (Ehrlich u. Joseph 1965; Engel 1972), während in anderen Studien die Wirksamkeit entweder negativ oder bestenfalls nicht eindeutig beurteilt wurde (Tufanelli 1966; Williams 1984).

Hautulzerationen kommen bei ca. 70% der Patienten mit systemischer Sklerodermie vor. Sie erscheinen v. a. im ersten Jahr der Erkrankung bei nahezu 50% der Patienten. Bei anderen Patienten treten sie 8 Jahre oder später nach dem Beginn der Erkrankung auf. Hautulzerationen können entzündlich, ischämisch oder kalzifiziert sein, sie können in Anzahl, Größe, Heilungszeit und Häufigkeit der Rezidive variieren. Am häufigsten treten sie an den Spitzen der Finger und Füße auf. Hautulzerationen werden aber auch an der Ferse, an Knöchel, Handgelenken, Ellenbogen, Nase, Zunge und Ohren beobachtet. Ein Mißbrauch von Analgetika ist in dieser Patientengruppe wegen der Schmerzen, die oft schwer und persistierend sind, häufig. Erhöhte Aktivität oder selbst kleine Traumen vergrößern die Ulzera, verzögern die Heilungszeit oder erhöhen die Zahl und die Häufigkeit des Wiederauftretens. Kaltes Wetter und emotionaler Streß sind ebenfalls verschlimmernde Faktoren. Eine progressive und intensive vaskuläre Okklusion resultiert gelegentlich in einer völligen Zerstörung der beteiligten Fingerglieder. Kutane Ulzerationen können ebenfalls nach operativer Amputation eines oder mehrerer Fingerglieder wieder auftreten.

1. Studie

Methode der DMSO-Applikation

In früheren Studien (Scherbel et al. 1965) beobachteten wir, daß die topische Applikation von DMSO viel komplizierter ist als ursprünglich angenommen. Wegen der Möglichkeit einer Hautirritation, die bereis früh in der Behandlung einsetzt, muß die Konzentration von DMSO für jeden Patienten individuell angepaßt werden, auch für die verschiedenen Teile des Körpers. Nach dem Auftragen von DMSO tritt normalerweise eine brennende und scharf prickelnde Empfindung ein, die mit einem vorübergehenden Erythem verbunden ist. Manche Patienten bemerkten eine vorübergehende Blasenbildung der Haut oder ein starkes Jucken. Wir stellten fest, daß diese unerwünschte Nebenwirkung bedeutend verringert werden kann, wenn die Konzentration von DMSO während der ersten Wochen der Behandlung geringer gehalten wird. 90%iges DMSO wurde in unserer Studie verwendet. Bei Beginn der Behandlung wird eine 30%ige Konzentration von DMSO angewendet, erhalten durch Verdünnung von konzentriertem DMSO mit sterilem Wasser. Nach wenigen Tagen wird die Konzentration auf 60% und später auf 90% erhöht. Normalerweise sind die Hautreaktionen minimal oder gar nicht vorhanden, wenn DMSO auf diese Weise angewendet wird. Wir vermuten, daß eine schnelle Freisetzung gewisser inflammatorisch wirksamer Substanzen, vermutlich Gewebeamine, Prostaglandine oder anderer Substanzen, auftritt und für die Hautreaktion verantwortlich ist. Wir stellen eine indirekte Beziehung zwischen der Toleranz der Haut und den positiven Wirkungen von DMSO bei der Erleichterung von Schmerz und der Heilung von Hautulzerationen fest. Geringe Konzentrationen von DMSO wurden gewöhnlich gut vertragen, waren aber für eine schnelle Heilung nicht ausreichend. Höhere DMSO-Konzentrationen waren wirksamer für die Heilung der Ulzera, 90%ige Konzentrationen verursachten jedoch übermäßige Austrocknung und Abschuppung der Haut. In den folgenden Studien wurde die Konzentration von DMSO auf 70% beschränkt.

2. Studie

In unserer 2. Studie (Scherbel et al. 1967) wurden 42 Patienten zwischen 20 und 69 Jahren untersucht. Darunter waren 27 Frauen und 15 Männer. Die Zeitdauer der Erkrankung lag zwischen 1 und 25 Jahren, die Behandlung mit DMSO wurde über 3–23 Monate durchgeführt.

Histochemische Veränderungen in den Biopsien der Haut

Bei 9 Patienten wurden mehrere Biopsien gemacht. Die Zeitdauer zwischen dem Einsetzen der Behandlung bis zum Auftreten morphologischer Veränderungen variierte zwischen 1 und 7 Monaten. Als Färbemethoden für die histologische Studie wurde Hämatoxylin und Eosin, eine Färbung für saure Mukopolysaccharide (Müllers kolloidales Eisen) vor und nach Hyaluronidasebehandlung und die Gömöri-Färbung verwendet. Die auffallendste Änderung, die in den Biopsien aus den Sklerodermiebezirken festgestellt wurde, die mit DMSO behandelt worden waren, war die Entwicklung einer auffallenden Färbung des gesamten Kollagens mit kolloidalem Eisen. Das Gebiet, das der Epidermis am nächsten lag, wies eine brilliante blaue Farbe auf, und es gab einige Ausläufer der blauen Färbung, die auf offensichtlich reifes Kollagen in der Dermis zurückzuführen waren, eine charakteristische Eigenschaft der progressiven systemischen Sklerodermie. Sie schien v. a. dort aufzutreten, wo die Kollagenbündel aufgetreten waren. Dieses Material wurde schnell durch Hyaluronidase abgebaut, so daß die blaue Färbung in den derart behandelten Regionen verringert wurde.

Die vorbehandelten Kontrollen andererseits enthielten nur geringe Mengen saurer Mukopolysaccharide, sogar weniger als in der normalen Haut. Dieses Material wurde v. a. um die Schweißdrüsen und gelegentlich in kleinen Arealen im Kollagen gefunden. Die Färbung von elastischen Bindegewebefasern bei den behandelten Sklerodermiegebieten zeigte einheitlich eine ausgezeichnete Retention der elastischen Fasern in dem gesamten Gebiet der ursprünglichen Haut.

3. Studie

Unsere 3. Studie (Scherbel 1983) wurde entsprechend den Empfehlungen der FDA und der National Academy of Sciences durchgeführt. Die Patienten wurden in zwei 6monatigen Phasen untersucht. Während der ersten 6 Monate war eine Extremität behandelt worden und über 3monatige Intervalle mit der unbehandelten Extremität verglichen worden. Die gemessenen Parameter waren die Aufweichung der Haut, die Beweglichkeit der Gelenke, die Greifstärke und die Aktivität der Ulzeration. Während der 2. Phase der Studie wurden beide Extremitäten behandelt. Alle Ulzera, die zu Beginn der Studie vorhanden waren, wurden mit solchen verglichen, die nach dem Abschluß der Studie noch verblieben. Die Konzentration an DMSO wurde auf 70% limitiert. Am Anfang wurde die zu behandelnde Extremität in 35%igem DMSO für 5 min 3mal täglich untergetaucht. Nach 3 Tagen wurde die DMSO-Konzentration auf 46% erhöht, und zwar durch Verdünnung von 2 Teilen 70%iges DMSO mit 1 Teil sterilem Wasser. Die Anzahl der Behandlungen durch Untertauchen wurde auf 4mal täglich erhöht. Nach 3 weiteren Tagen wurde die DMSO-Konzentration auf 70% erhöht, und das Untertauchen wurde für 15 min 4mal täglich durchgeführt. Wenn nach 2 Wochen keine Anzeichen einer Heilung der Ulzera aufgetreten waren, wurde die Zeit des Eintauchens vorübergehend auf 30 min 4 mal täglich erhöht. Patienten, die die erkrankte Haut nicht untertauchen konnten, erhielten das DMSO mit einem Baumwolltupfer appliziert.

Die Vorbehandlung und abschließende Beurteilung beinhaltete eine vollständige Allgemeinuntersuchung. Laborparameter schlossen Hämoglobin, Zahl der roten Blutkörperchen, Zahl der weißen Blutkörperchen und Differentialbild und Harnanalyse ein. Eine ophthalmologische Untersuchung der Retina und der Linse schloß den Brechungsindex ein. Diese Auflage der FDA wurde in 6monatigen Intervallen wiederholt.

Patienten

Unter den 19 Patienten dieser Studie waren 13 Frauen im Alter von 30–70 Jahren, der Mittelwert war 50,3 Jahre, 6 Patienten waren Männer im Alter von 40–60 Jahren, im Mittel 50,6 Jahre. Die Dauer der Erkrankung bei Frauen lag im Bereich von 1 bis 20 Jahren, Mittel 6,7 Jahre, bei den Männern waren es 2 bis 13 Jahre, im Mittel 8,0 Jahre.

Hauterweichungen und Beweglichkeit der Fingergelenke

Die Ergebnisse des Vergleichs der Intervalle von 3 und 6 Monaten für die Aufweichung der Haut und für die Beweglichkeit der Gelenke wurden als minimal bis mäßig beurteilt.

Greifstärke

Die Greifstärke wurde mit einer verkürzten Blutdruckmanschette gemessen; die Manschette wurde auf einen Durchmesser von 9 cm verringert. Die Greifstärkemessung wurde erzielt, wenn die Manschette auf 20 mmHg aufgepumpt war und der Patient aufgefordert wurde, die Manschette so stark wie möglich zusammenzudrükken. 16 der 19 Patienten die in der Lage waren, die aufgeblasene Blutdruckmanschette zusammenzudrücken, wurden in diese Studie aufgenommen. Die Analyse der Daten wurde auf die behandelte Hand beschränkt. Messungen wurden zu Anfang und in Intervallen von 3 Monaten über 12 Monate durchgeführt.
Das Diagramm in Abb. 1 vergleicht die Greifstärke zu Beginn und bei Ende der Behandlung. Zum Vergleich wurde die Linie eingezeichnet, bei der die initiale Greifstärke und die Greifstärke am Ende der Behandlung identisch waren. Punkte oberhalb der Linie bedeuten eine Verbesserung, Punkte unterhalb eine Abnahme oder ein Verlust in der Greifstärke. Das heißt, 12 der 16 Patienten (75%) zeigten eine Zunahme und 3 von 16 Patienten (19%) eine Abnahme der Greifstärke. Keine Änderung der Greifstärke wurde bei einem der Patienten beobachtet. Die Greifstärke für behandelte Hände nahm von einem initialen mittleren Wert von 155 mmHg auf einen mittleren Endwert von 193 mmHg zu. Die mittlere Verbesserung war 38 mmHg. Bei den 12 Patienten, deren Greifstärke sich verbesserte, war die Verbesserungsrate 58 mmHg. Die 3 Patienten, die keine Besserung zeigten, zeigten eine mittlere Abnahme von 29 mmHg. Die Änderungen waren statistisch signifikant auf dem 5%-Niveau.

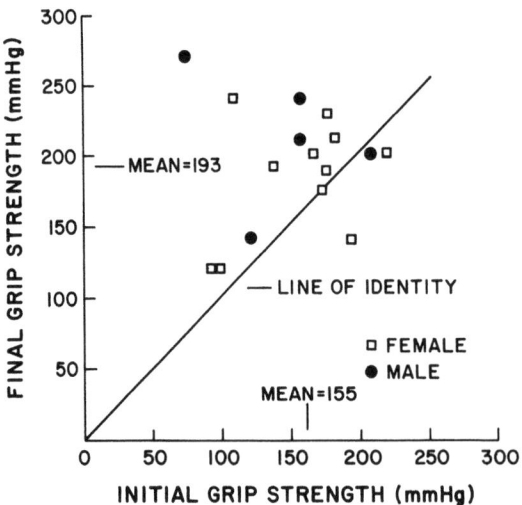

Abb. 1. Greifstärke (Hand) zu Beginn und zu Ende der DMSO-Behandlung (Sklerodermie) s. Text

Hautulzerationen

15 von 19 Patienten (79%) mit systemischer Sklerodermie hatten zu Beginn der Studie insgesamt 61 Hautulzerationen, 9 von 13 Frauen (69%) und alle 6 Männer (100%). Variabilitäten traten v. a. im Zeitpunkt des Einsetzens, in der Erscheinung, der Anzahl und Größe, der Lokalisierung, der Heilungszeit und der Häufigkeit des Wiederauftretens auf. Einzelne Ulzera erschienen bei 4 Patienten (26%), während 10 Patienten (66%) mehrfach wiederkehrende Ulzerationen hatten. Multiple Ulzerationen erschienen initial bei einem Patienten. Die Mehrzahl der Ulzerationen wurde als mittelgroß oder klein klassifiziert (0,5 cm im Durchmesser oder weniger) und war über den Fingergliedern lokalisiert; gelegentlich aber resultierte eine vollständige Okklusion des Fingergliedes mit einem großen Ulkus des gesamten Fingergliedes. Ulzera von 1 cm Durchmesser oder größer traten gewöhnlich über den Gelenken auf, auf dem Fußrücken oder den unteren Extremitäten. Sowohl spontane Heilungen als auch wiederauftretende Ulzera traten im Bereich weniger Tage als auch nach 12 Monaten oder später auf. 7 Patienten bemerkten Ulzerationen während des 1. Jahres der Erkrankung. Bei 3 Patienten traten Ulzera während des 2. Jahres auf. Bei den übrigen Patienten erschienen Ulzerationen während des 3., 4., 5. oder 8. Jahres der Erkrankung. 4 Patienten wiesen Ulzera auf, die sowohl die oberen als auch die unteren Extremitäten betrafen; Vergleichsstudien wurden ausgeführt an den unteren Extremitäten, während beide oberen Extremitäten behandelt worden waren. Bei den verbleibenden 3 Patienten wurden Vergleichsstudien an den oberen Extremitäten ausgeführt, während beide untere Extremitäten behandelt wurden. Es ist jedoch möglich, daß diese Patienten aufgrund einer systemischen Wirkung von DMSO verbesserte Heilungschancen der unbehandelten Ulzera hatten.

Ulkusheilungsraten

Zu Beginn der Studie hatten 15 von 19 Patienten (79%) 61 Ulzerationen. Nach 3 Monaten Behandlung waren 22 von 30 Ulzera (73%) abgeheilt (Abb. 2). Die übrigen 8 Ulzera waren mittelgroß oder klein (0,5 cm im Durchmesser oder weniger). Dagegen waren 5 der 31 Ulzera (17%) in den unbehandelten Extremitäten abgeheilt (Abb. 3). In den unbehandelten Extremitäten befanden sich die verbleibenden 10 Ulzerationen (0,5 cm Durchmesser). Am Ende der 6 Monate wurde eine Verbesserung der Ulzeria in den behandelten und unbehandelten Extremitäten festgestellt. 10 Ulzera (30%) waren an den behandelten Extremitäten vorhanden (1 großes, 2 mittelgroße und 7 kleine). 15 Ulzera (48%) befanden sich an den unbehandelten Extremitäten (1 großes, 6 mittelgroße und 8 kleine). Es ist offensichtlich, daß die größte Wirkung des DMSO auf die Heilungsraten von Ulzera während der ersten 3 Monate der Behandlung aufgetreten war. Während der zweiten 3 Monate der Behandlung wurde dagegen wenig Unterschied zwischen behandelten und unbehandelten Extremitäten gefunden. Es ist wahrscheinlich, daß die Verbesserung, die in den unbehandelten Extremitäten auftrat, auf ein Carrier-over-Effekt von DMSO zurückzuführen ist.

Während der letzten 6 Monate der Studie wurden beide Extremitäten mit DMSO behandelt. Dies resultierte in einem weiteren Rückgang von 18 der 25 Ulzerationen

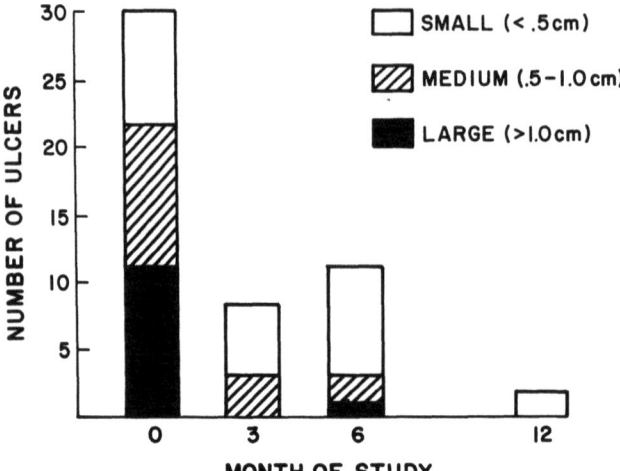

Abb. 2.   Ulzera-Heilungsraten mit DMSO behandelter Hände (Sklerodermie) s. Text

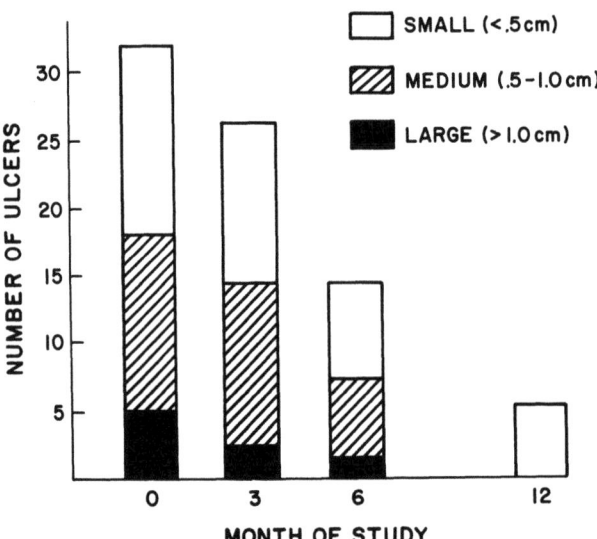

Abb. 3.   Ulzera-Heilungsraten „unbehandelte Hände" (Sklerodermie) s. Text

(72%). 7 kleine, schmerzlose Ulzerationen waren am Ende der Studie zurückgeblieben. Alle großen oder mittleren Ulzerationen waren entweder abgeheilt oder waren bedeutend reduziert.

Wir beobachteten weiterhin, daß die Häufigkeit des Wiederauftretens von Ulzera sich verringerte, wenn die Heilungszeit abnahm. Ulzera kehrten während der Behandlung seltener wieder als ohne Behandlung . Bei 10 Patienten mit anamnestisch häufig wiederkehrenden Ulzerationen kehrten 16 Ulzera während der Studie zurück im Gegensatz zu den 52 Ulzerationen, die eigentlich aufgrund der statistischen Daten hätten auftreten müssen.

Diskussion

Die biochemische Wirkung von DMSO auf Hautgewebe bei der systemischen Sklerodermie ist spekulativ, aber es ist offensichtlich, daß wichtige histochemische Veränderungen bei einigen Patienten auftreten. Bei diesen Patienten zeigen klinische und histologische Daten, daß das Kollagen biochemischen Änderungen unterliegt. Es wird vermutet, daß saure Mukopolysaccharide durch die Hyaluronidase abgebaut werden. Wir vermuten daher, daß Kollagen abgebaut und in die Mukopolysaccharidphase zurückgeführt wird. Wir nehmen an, daß diese chemische Reaktion bei solchen Patienten auftritt, die auf DMSO-Behandlung ansprechen.

Es ist wichtig, sich darüber klar zu werden, daß die therapeutische Wirkung des DMSO bei Patienten mit systemischer Sklerodermie variiert. Gewöhnlich ist eine hohe Konzentration des Arzneimittels notwendig, um eine maximale therapeutische Wirkung zu gewährleisten. Andererseits wird eine niedrige Konzentration dieser Substanz weniger Hautirritationen verursachen. Aus diesem Grund sollte eine graduelle Zunahme der DMSO-Konzentration bei der Mehrzahl der Patienten ausgeführt werden. DMSO zeigte nur geringen Effekt auf das Aufweichen der Haut und die Beweglichkeit der Gelenke, aber die Greifstärke verbesserte sich signifikant. DMSO war am wirksamsten bei der Schmerzlinderung der Ulzera und bei ihrer Heilungszeit, sowie der Verringerung des Wiederauftretens der Ulzera. DMSO war ebenfalls wirksam bei der Linderung der Gelenkkontraktur und bei der subkutanen Kalzinosis, wenn es subkutan appliziert wurde.

Klinische Verbesserungen wurden bei behandelten und unbehandelten Extremitäten festgestellt. Charakteristischerweise zeigte sich die Verbesserung zuerst in der behandelten Extremität und dann einige Wochen später in der unbehandelten Extremität. In keinem Falle jedoch zeigte die unbehandelte Extremität größere Verbesserungen als die behandelte. Diese Beobachtungen können am besten durch die schnelle membranpenetrierende Wirkung von DMSO erklärt werden.

Zusammenfassung

1. Klinische und histologische Hinweise zeigen, daß das Kollagen bei solchen Patienten Änderungen unterliegt, die befriedigend auf die Behandlung reagieren.
2. Die therapeutische Wirkung war variabel. Die Konzentration von DMSO sowie auch die Häufigkeit und Dauer der Anwendung sollten daher individuell angepaßt werden, um maximale Heilungseffekte mit einem Minimum an unerwünschten Nebenwirkungen zu erzielen.
3. In der Vergleichsstudie wurde eine verzögerte Verbesserung in den unbehandelten Extremitäten bei der Mehrzahl der Patienten beobachtet. Es ist anzunehmen, daß dieses aus einem systemischen Effekt von DMSO resultiert und nicht auf einer spontanen Verbesserung der Erkrankung beruht.
4. Es gibt keine Hinweise auf toxische Nebenwirkungen am Auge oder andere ernsthafte toxische Manifestationen in der Gruppe von Patienten, die mit topischem DMSO für ein Jahr oder länger behandelt worden waren.
5. Es wird gefolgert, daß DMSO einen lindernden therapeutischen Effekt auf gewisse Hautläsionen bei systemischer Sklerodermie ausübt. Wir halten es für ein nützliches, begleitendes Therapeutikum.

Summary

DMSO, a commercial solvent with biochemical properties, is useful in a variety of pathologic conditions. Three studies of its use in cutaneous lesions of systemic sclerosis were done at the Cleveland Clinic between 1964 and 1980. In the first, cutaneous ulcers present continuously for 6 months or longer healed in 2–6 weeks in five of six patients treated with 90% topical DMSO. Because of skin irritation, the concentration was reduced until tolerance improved, then gradually increased to maximum therapeutic levels again. In the second study, nine responsive patients were evaluated histochemically via sequence biopsies. Increased amounts of acid mucopolysaccharide were found around areas of collagen bundles treated with DMSO. In the third study, comparisons were made between treated and untreated extremities, between the total number of cutaneous lesions present at initiation and that at completion of the study, and between the recurrence rate of ulcers during the study and number of ulcers expected. It was found that (a) improvement was delayed in the untreated extremity in most patients; (b) only 7 small painless ulcers (of the original 61) remained at the end of the study; (c) the recurrence rate of ulcers diminished as healing time decreased; (d) the greatest effect of DMSO on ulcer healing occurred during the first 3 months of treatment. From these results it is concluded that (a) DMSO is palliative rather than curative; (b) collagen undergoes a change in responsive patients; (c) therapeutic response varies in different patients and even within the same patient, so that treatment must be individualized; (d) a systemic carryover of the DMSO effect is possible; (e) treatment for prolonged periods is usually necessary. It is worth noting that no ocular toxicity or other harmful manifestations were observed after treatment with DMSO for year or longer.

Literatur

Engel MF (1972) Dimethyl sulfoxide in the treatment of scleroderma. South Med J 65: 71–73

Ehrlich GE, Joseph R (1965) Dimethyl sulfoxide in scleroderma. Penn Med J 68: 51–53

Scherbel AL, McCormak LJ, Poppo JJ (1965) Alteration of collagen in generalized scleroderma (progressive systematic sclerosis) after treatment with dimethyl sulfoxide. Cleve Clin Q 32: 47–56

Scherbel AL, McCormack LJ, Layle JK (1967) Further observations on the effect of dimethyl sulfoxide in patients with generalized scleroderma (progressive systemic sclerosis). Ann NY Acad Sci 141: 613–629

Scherbel AL (1983) The effect of percutaneous dimethyl sulfoxide on cutaneous manifestations of systemic sclerosis. Ann NY Acad Sci 411: 120–130

Tufanelli DL (1966) A clinical trial with dimethyl sulfoxide in scleroderma. Arch Dermatol 93: 724–725

Williams HJ (1984) Topical dimethyl sulfoxide (DMSO) in the treatment of digital ulcers in progressive systemic sclerosis (PSS) (abstract). Arthritis Rheum 27 (Suppl): S 74

Die Anwendung von DMSO in der Therapie der progressiven systemischen Sklerodermie

R. M. Balabanova, A. P. Alabjeva, E. S. Much, J. V. Muravjov, T. A. Astachova, V. D. Achnasarova

In den vergangenen Jahren hat sich der Umfang der therapeutischen Möglichkeiten bei progressiver systemischer Sklerodermie wesentlich erweitert. Zusammen mit Steroiden, nichtsteroidalen Antiphlogistika, D-Penicillamin und anderen Pharmaka, die den Stoffwechsel des Kollagens oder die Mikrozirkulation verbessern, hat DMSO weite Verbreitung in der Behandlung der systemischen progressiven Sklerodermie gefunden.

DMSO wurde 1867 zuerst in Rußland durch Saytzeff synthetisiert. Der Wirkungsmechanismus dieser Substanz ist weitgehend nicht klar, aber klinische und experimentelle Daten deuten darauf hin, daß die Substanz analgetische, bakteriostatische und antiinflammatorische Wirkungen besitzt. Weiterhin kann DMSO verschiedene Substanzen, wie z. B. Antibiotika oder Hormone, durch die Haut transportieren.

Im Institut für Rheumatologie, Moskau, wird DMSO bei progressiver systemischer Sklerodermie in Form einer 50 bis 70%igen Lösung verwendet. Bei 63% der Patienten nahmen unter dem Einfluß von DMSO die Hautödeme und Indurationen ab, während die Beweglichkeit der Fingergelenke verbessert wurde. Bei 30% der Patienten trat keine Besserung ein. Es handelte sich hierbei v. a. um Patienten mit längerer Krankheitsdauer und mit vorherrschend indurativen Prozessen.

Die kapillare Permeabilität wurde für Flüssigkeit und Protein bestimmt. Die progressive systemische Sklerodermie ist charakterisiert durch Störungen des transkapillaren Austausches. Sie äußern sich in einer Zunahme der Gefäßpermeabilität. Als Ergebnis der DMSO-Applikation fanden wir eine Tendenz zur Normalisierung der Permeabilität.

Pathologische Studien an Hautbiopsien bei Patienten mit progressiver systemischer Sklerodermie, die mit DMSO behandelt worden waren, zeigen, daß die Kollagenfasern keine Sklerodermiefelder bilden. Das Lumen der meisten Blutgefäße, besonders das der subepidermalen Arteriolen, ist klar abgegrenzt, obwohl die Gewebe hypervaskularisiert sind. Lymphozyten- und Histiozyteninfiltrate in der Haut weisen darauf hin, daß DMSO die proliferativen Zellreaktionen nicht beeinflußt.

Aufgrund der Überlegung, daß DMSO andere Pharmaka durch die Haut transportieren kann, wurde eine 50%ige DMSO-Lösung mit Substanzen mit vasodilatatorischen und disaggregierenden Eigenschaften bei progressiver systemischer Sklerodermie kombiniert. In diesen Versuchen haben wir Nikotinsäure und Kallikrein verwendet. Die Behandlung bestand aus 8–14 DMSO-Applikationen über 20 min an Handgelenken und Vorderarmen. Die Besserung der klinischen Symptome, wie Heilung der Hautulzerationen, Erwärmung der Extremitäten und Besserung und Verkürzung der vasospastischen Reaktionen, war bemerkenswert. Bei den meisten Patienten beobachteten wir eine Zunahme des muskulären Blutflusses, besonders wenn Nikotinsäure appliziert worden war. Haut- und Muskelblutfluß wurden nach der Methode von Kety (modifiziert nach Sjersen) gemessen. Die Methode beruht auf der Resorption von ^{131}J aus intradermalen Depots bei Ruhe und unter ischämischen Bedingungen.

Die externe Art der Applikation von Arzneimitteln hat große Vorteile gegenüber einer oralen oder parenteralen Applikation, erstens wegen der Dysphagie, die bei Sklerodermiepatienten häufig auftritt, und zweitens wegen der Hautindurationen und Abszeßbildung.

Ein weiteres Ergebnis ist der Einfluß von DMSO auf die roten Blutkörperchen und die Thrombozytenaggregation. Die Sklerodermie ist charakterisiert durch Erythrozytenaggregate. Wurde DMSO in Kombination mit vasoaktiven Pharmaka verwendet, fanden wir eine signifikante Verringerung der Erythrozytenaggregation nach der Behandlung.

Von besonderem Interesse bei der Beurteilung der Kombination von DMSO mit vasoaktiven Substanzen ist ihre Wirkung auf den Bindegewebestoffwechsel, der anhand der renalen Glykosaminoglykanexkretion beurteilt wurde. Die Glykosaminoglykane wurden nach der Methode von di Ferrante und Rich präzipitiert, die Uronsäure wurde mit der Karbazol- und Orceinmethode gemessen. Vor der Behandlung mit DMSO bestand das Glykosaminoglykan hauptsächlich aus Dermatansulfat. Die Zunahme der Uronsäure nach der Behandlung zeigt die Normalisierung des Glykosaminoglykanstoffwechsels. Die Exkretion von Chondroitinsulfat A und C und Heparansulfat, die sich durch den Karbazol-Orcein-Index manifestiert, näherte sich dem Faktor 1. Es wurde deutlich, daß die Behandlung mit DMSO den Stoffwechsel der Grundsubstanz des Bindegewebes stimulierte. Alle diese Ergebnisse basieren auf der relativ kurzen Versuchsdauer von ca. 2 Wochen. Die beste Wirkung wurde bei den Patienten erzielt, die DMSO in Kombination mit Kallikrein erhielten.

Interessant erschien auch, zu untersuchen, wie DMSO in Langzeitversuchen, d. h. bei einer Dauer von 7–12 Monaten und in 50- und 10%iger Konzentration, wirkt.

Die Verwendung von 50%iger DMSO-Lösung führte zu einem Rückgang des Fingerumfanges und besserer Hautelastizität, beeinflußte die Greifstärke aber nicht. Positive Wirkungen der 50%igen DMSO-Lösung bei der Langzeitbehandlung wurden auch anhand der Haut- und Muskeldurchblutung festgestellt. Dies wurde besonders deutlich bei der reaktiven lokalen Hyperämie, induziert durch physikalische Beanspruchung des Muskels unter ischämischen Bedingungen. 10%ige DMSO-Lösung erwies sich als nicht wirksam auf Indurationen, Fingerumfang und Hautdurchblutung.

Zusammenfassend kann man feststellen, daß 50%iges DMSO eine wirksame Therapie bei progressiver systemischer Sklerodermie darstellt und als Transportmittel für vasoaktive Substanzen in der Kurz- oder Langzeitbehandlung verwendet werden kann.

Summary

Applied to the hand by compress, a 50%–70% solution of DMSO helped to reduce dense edema and skin induration and to increase the mobility of interphalangeal joints in two-thirds of patients with progressive systemic sclerosis. Capillary permeability studies revealed that the transcapillary metabolism for protein and water normalized following the administration of 50% DMSO solution. This effect of the preparation could be accounted for by its influence on connective tissue, which was confirmed by pathomorphological analysis of skin biopsies and of the excretion of glycosaminoglycanes, wich showed reduced quantities of dermatan sulfates.

The best effect on the skin circulation was achieved when DMSO was used together with angioprotectors and vasodilators; it was manifested as an increase in the initially much diminished effective skin blood flow in progressive systemic sclerosis patients. DMSO has a more pronounced clinical effect as a 50% solution than as a 15% solution, as has been proved by a double blind trial. The agent can be used for both short and long in the case of CRST [calcinosis, Raynaud's phenomenon, sclerodactyly, telangiectasis]) courses of treatment.

The Tilt Formula for CNS Lesions: Effects of Dimethyl Sulfoxide

J.C. DE LA TORRE, M.T. RICHARD AND L.P. IVAN

Introduction

There are presently no criteria to grade CNS lesions for the purpose of assessing the value of an experimental or clinical therapy. We have devised a simple formula to score CNS injuries that allows evaluation of the strength of a given treatment. The formula is based on 4 descriptive parameters which characterize the lesion. These factors are: *type* of lesion, *intensity, location* and *time* of duration (TILT). When each parameter in TILT is graded, a collective score can be expressed which results in an index of therapeutic efficacy with respect to a given treatment as applied to the CNS lesion (Traumindex). For the purpose of analysis, we have chosen to evaluate the therapeutic index of dimethyl sulfoxide (DMSO) because a number of studies have reported using this drug for a wide range of CNS lesions in both experimental and clinical subjects (s. References).

Discussion

Table 1 shows how the TILT formula is applied. The lesions are graded from 1–3 (or 0, no effect) reflecting on whether they result in mild to moderate reversible deficits (grade 1), severe, irreversible deficits (grade 2) or death/coma within 24 hours if the lesion is not treated. A Traumindex score can then be obtained from each grade to reflect the lesion's severity: low-moderate (grade 4–6), severe (grade 7–9) or life threatening (grade 10–12).

The *type* of lesion is characterized by determining what effects it will have on the organism, that is, mild to moderate, reversible deficits (T_1), severe, irreversible deficits in the absence of treatment (T_2), or death/coma within 24 hours in the absence of treatment (T_3). We chose this definition rather than characterizing it as "vascular", "physical impact", etc., because a morphologic description does not necessarily reflect the lesion's ultimate outcome in the subject and consequently is more difficult to grade. However, examples of T_1, might include chemical, vascular or physical injuries to the brain-spinal cord axis that result in immediate but eventually reversible deficits. Severe (T_2) type injuries may include vascular occlusions, relatively small space occupying lesions and moderate epidural or intracranial bleeding or edema. Life threatening injuries (T_3) can be gun-shot wounds, extensive subarachnoid or intracranial hemorrhage, physical injuries resulting in sustained intracranial pressure elevation, brain-stem lesions to vital centers, etc.

Table 1

Type of Lesion	
T_1	focal, mild to moderate, reversible deficits without therapy,
T_2	regional, severe, irreversible deficits without therapy
T_3	life threatening without therapy
Intensity	
I_1	focal, "halo" or no spread of lesion, < 10% total tissue volume
I_2	regional spread between 10–49% total tissue volume
I_3	hemisphere or global spread (50% or greater) of total tissue volume
Location	
L_1	initial size of lesion < 10% total organ volume
L_2	initial size of lesion 10–49% total organ volume
L_3	initial size of lesion 50% or greater total organ volume
Time	
T_1	0– 59 minutes before treatment
T_2	60–120 minutes before treatment
T_3	> 120 minutes before treatment

The *intensity* grading of the injury is based on the extent or size of lesion spread following its formation. Lesion intensity is a product of time. Any circumscribed lesion limited to less than 10% of the total CNS tissue volume (brain or cord) is graded 1 (I_1); if the lesion spreads from 10–49% of its original size, it is graded 2 (I_2) and if the lesion spreads to 50% or more of the total tissue volume area of brain or cord (hemisphere, brain or 50% of cord region), it is graded 3 (I_3).

The *location* of the injury is a static value that is defined by the initial size area of the lesion affected. If the lesion spreads, an intensity grade is applied. Thus, an initial focal lesion involving less than 10% of the total CNS tissue volume is graded 1 (L_1), a regional lesion involving 10–49% of the total CNS tissue volume is graded 2 (L_2) and 50% or greater affected tissue volume (hemisphere or global) is graded 3 (L_3). The % area of tissue affected is useful for grading spinal cord lesions.

The time that elapses before treatment is begun, is a critical factor of the formula because it may determine lesion spread and disability outcome. *Time* duration between formation of the lesion and its treatment, has been chosen with an emphasis towards a clinically realistic delay of time. Therapy is rarely available to patients with a CNS lesion (or any other kind) on an outpatient basis before 1 hour. A more realistic *time* delay before a patient receives treatment is at least 2 hours (grade 3).

A review of CNS trauma studies, indicates that most investigators do not allow a clinically realistic time to elapse between the induction of the lesion and its treatment. This is reflected specifically in studies involving the use of DMSO in CNS injury (see Table 2). It can be seen that in the majority of these reports, DMSO was administered within 60 minutes following the induced lesion. A therapy may be reported in the literature to be beneficial when applied to variably intense CNS lesions but it is almost clinically useless if it works only within a narrow range of time following trauma. This does not appear to be the case for DMSO, since it also appears to be effective at time ranges exceeding 3 hours after the lesion (Table 2).

For application of the formula, it is useful to know either from prior experience or specific testing whether the *type* of lesion will induce reversible or non-reversible

Table 2. Effects of DMSO on TILT

"T" Type of Lesion	"I" Intensity	"L" Location	"T" Time in HRS before Treatment	Traumindex (T+I+L+T)	Efficacy of DMSO-Treatment	Reference	Animal (A) or Human (H) Study
A) pressure (1)	(2)	cortex (1)	(1)	5	yes	Albin	A
B) compression (2)	(1)	spine (1)	(2) 1	6	yes	Hill/McCallum	A
C) thermal (1)	(1)	cortex (1)	(3) 24	6	yes	Camp/Del Bigio Tung/Tsuruda/ Willmore	A
D) chemical (1)	(1)	cortex (1)	(2) 1	5	yes	Rosemblum/Pace	A
E) stasis (1)	(1)	pia vessels (1)	(1)	4	yes	Muñoz/Dujovny	
F) cell lysis (3)	(3)	in vitro (1)	(1) ¼	8	yes	Lim	A
G) transection (2)	(2)	spine (3)	(1) 1	8	yes	Gelderd	A
H) contusion (2)	(2)	spine (1)	(2)	7	yes	de la Torre	A
I) occlusion (2)	(2)	MCA (2)	(3) 4	9	yes	de la Torre	A
J) embolization (2)	(3)	MCA (2)	(1)	8	yes	Laha	A
K) contusion (3)	(2)	sub-cortex (3)	(2) 2	10	yes	Brown	A
L) ischemic (3)	(3)	carotid (3)	(2) 1	11	yes	McGraw	A
M) expanding mass (2)	(3)	cortex (2)	(2) 1	9	yes	de la Torre	A
N) ischemic (3)	(3)	brain (3)	(1)	10	yes	de la Torre	A
O) hemorrhagic (3)	(3)	brain (3)	(3) 4–24	12	yes	Mullan	H
P) concussion (3)	(3)	brain (3)	(3) 18	12	yes	Waller	H
Q) concussion (3)	(3)	brain (3)	(3) 38–72	12	yes	Marshall	H
R) infarction (2)	(2)	MCA (2)	(1)	7	no	Little	A
S) compression (2)	(1)	spine (1)	(2) 1	6	no	Eidelberg	A

Key
*Traumindex

Moderate Deficits (reversible)	Severe Deficits (irreversible)	Life Threatening
4–6	7–9	10–12

Shows a comprehensive summary of DMSO activity on CNS injuries derived from experimental and clinical reports. Numbers in parentheses refer to the specific severity of the lesion's type, intensity, location and time in each respective trial. The sum of "TILT" reflects the *overall* severity of the injury or Traumindex score. As it is seen from the table, DMSO was found effective in a range of Traumindex scores from moderate (studies A–E) and severe (studies F–J) to life-threatening lesions (studies K–Q). Of the 26 studies reviewed here, DMSO was reported significantly superior to other treatments in 24 (92%) including all human trials (studies O–Q) and all life-threatening CNS lesions. Two animal studies (R, S) did not show a positive action by DMSO.

Key: MCA (middle cerebral artery), carotid (common carotid), sub-cortex (fronto-occipital tract)

neurological deficits in the absence of therapy. Diagnostic tools that can be used if no prior experience with the lesion parameters is available, is to apply neuroimaging techniques, somatosensory evoked potentials, intracranial pressure recordings, metabolic tests, neurological examination, etc., following recovery.

It will be noted that *intensity* and *time* of lesion development are closely interrelated (unlike *location),* since the spread of the lesion is usually a time dependent factor, at least within the first 6 hours.

Once the collective scores from TILT are added up, a range score is obtained that determines the severity of the lesion. This score is based on the index of trauma or Traumindex, expressed as follows:

Traumindex grade 4–6:   low – moderate lesion (usually reversible without
                                            treatment)
Traumindex grade 7–9:   severe lesion (usually irreversible without treatment)
Traumindex grade 10–12:   life-threatening lesion (death or coma if untreated).

Because some CNS lesions are rarely reversible even when therapy can be quickly applied, and because other lesions are usually reversible regardless of the therapy given or when it is given, it is logical to assume that a given treatment should meet the criteria of "marginal effectiveness", if it is to be considered useful for patient management.

Marginal effectiveness implies that a therapy should modify in a significant fashion, the minimum limits of the pathophysiology involved in TILT. For example, two preliminary questions concerning the effectiveness of a given therapy are: does it reduce the intensity of the lesion, that is, its spread or extension, and if so, how long after the lesion will the therapy still remain effective?

If a therapy is found effective against a Traumindex grade of 4–6, and if the *type* of lesion is "focal with reversible deficits", then *intensity* and *time* of lesion duration become critical. Such a therapy would be assessed against limiting lesion spread or reducing the time of recovery. The therapy in question would be said to exert "marginal effectiveness". If a therapy shows effectiveness in a range of Traumindex scores, it is said to exert „spectral efficacy." Examples of spectral therapeutic efficacy can be seen from Table 2 which lists the different experimental models and clinical situations where DMSO has been used to prevent, arrest, or reverse assorted CNS lesions.

Table 2 shows a spectrum of CNS lesions and intensities. Times of DMSO administration also range from pretreatment (before injury) to 72 hours following development of the lesion. The efficacy of DMSO when TILT criteria are used, shows a positive overwhelming activity for this drug as a CNS therapy. In most of these studies, DMSO was rated in relation to other conventional and experimental procedures and was generally found superior to other therapy.

Conclusion

The formula presented here has several advantages. It serves to characterize a CNS lesion and grade the effects of a given therapy to that injury in a more objective manner than was previously available. Its disadvantage is that it is only an index and as such, may be liable to the exceptions that can distort a conclusion. It should therefore be used with care and only to globally infer the strength or potential spectrum of a therapy.

From its application of randomly published studies dealing with the use of DMSO in CNS trauma, the TILT formula appears to work quite well and allows for some empirical observations to be made of these collective investigations.

1. DMSO has been reported effective in an overwhelming number of studies using many different types of lesions of varying intensities, locations and animal models.
2. DMSO has been used in animal studies often within an hour following development of the lesion. As we have discussed here, this is a clinically unrealistic time lapse with regards to patient treatment.
3. A number of studies using DMSO, subjected the experimental model to a lowmoderate injury as evidenced by a Traumindex grade 4–6. Unless other treatments were applied that were totally ineffective, this grade may suggest that functional return was anticipated even without a treatment.
4. DMSO appears effective in clinical trials when the lesion is severe or life threatening even when it is administered after 6 or more hours.

We conclude that the TILT formula for CNS lesions is a useful index to grade the efficacy of a given therapy. We find that application of TILT analyses to 20 random studies from the literature using DMSO in an assortment of injuries, indicates an overwhelming effect by this compound in limiting CNS trauma.

Summary

A number of experimental and clinical studies have been performed within the past few years to evaluate the effects of dimethyl sulfoxide (DMSO) on central nervous system injuries. The results support the concept that DMSO is effective in limiting or reversing CNS trauma.

We have reviewed various independent investigations on the pharmacological activity of DMSO following its administration in clinical or experimentally-induced ischemic stroke, cerebrovascular hemorrhage, and assorted mechanical traumas to the brain or spinal cord.

Literatur

Albin MS, Bunegin L, Helsel P (1983) Dimethyl sulfoxide and other therapies in experimental pressure-induced cerebral focal ischemia. In: JC de la Torre (ed) *Biological actions and medical applications of dimethyl sulfoxide.* Ann NY Acad Sci 411: 261–168

Brown F, Johns LM, Mullan S (1980) Dimethyl sulfoxide in experimental brain injury, with comparison to mannitol. J Neurosurg 53: 58–62

Camp PE, James HE, Werner R (1981) Acute dimethylsulfoxide therapy in experimental brain edema, part 1. J Neurosurg 9: 28–33

de la Torre JC, Surgeon JW (1976) Dexamethasone and DMSO in experimental transorbital cerebral infarction. Stroke 7 (6): 577–583

de la Torre JC, Rowed DW, Kawanaga HM, Mullan S (1973) Dimethyl sulfoxide in the treatment of experimental brain compression. J Neurosurg 38: 345–354

de la Torre JC, Kawanaga HM, Rowed DW, Johnson CM et al. (1975) Dimethyl sulfoxide in central nervous system trauma. Ann NY Sci 243: 362–389

Del Bigio M, James H, Camp PE, Werner R, Marshall LF, Jung H (1982) Acute dimethyl sulfoxide therapy in brain edema. J Neurosurg 10: 86–89

Dujovny M, Rozario R, Kossovsky N, Diaz FG, Segal R (1983) Antiplatelet effect of dimethyl sulfoxide, barbiturates, and methyl prednisolone. In: JC de la Torre (ed) *Biological actions and medical applications of dimethyl sulfoxide.* Ann NY Acad Sci 411: 234–244

Gumerlock MK, Neuwelt EA (1984) DMSO treatment for patients with intracranial pressure. Neurosurgery 14: 662–663

James HE, Camp PE, Hakbaugh RD, Marshall LF, Werner R (1982) Comparison of the effects of DMSO and pentobarbitone on experimental brain oedema. Acta Neurochir (Wien) 60: 245–255

Laha RK, Dujovny M, Barrionuevo PJ, De Castro SC, Hellstrom HR, Maroon, JC (1978) Protective effects of methylprednisolone and dimethyl sulfoxide in experimental middle cerebral artery embolectomy. J Neurosurg 49: 508–516

Lim R, Mullan S (1975) Enhancement of resistance of glial cells by dimethyl sulfoxide against sonic disruption. Ann NY Acad Sci 243: 358–361

Little J, Cook A, Lesser R (1981) Treatment of acute focal cerebral ischemia with dimethyl sulfoxide. J Neurosurg 9: 34–39

Marshall LF, Camp PE, Bowers SA (1984) Dimethyl sulfoxide for the treatment of intracranial hypertension: A preliminary trial. J. Neurosurg 14 (6): 659–663

McCallum JE (1984) Improvement in somatosensory evoked response amplitude and neurologic function following DMSO in a cat model of chronic spinal cord compression. In: Torre JC de la (ed) Biological actions and medical applications of dimethyl sulfoxide. Ann NY Acad Sci 411: 357–359

McGraw CP (1977) The effect of dimethyl sulfoxide (DMSO) on cerebral infarction in the mongolian gerbil. Acta Neurol Scand 56: 160–161

Mullan S, Jafar J, Hanlon K, Brown F (1980) Dimethyl sulfoxide in the management of postoperative hemiplegia. In: Wilkins RH (ed) *Cerebral arterial spasm.* Williams & Wilkins, Baltimore, 646–653

Muñoz LG, Rozario RA, Dujovny M, Stroth D (1980) Anti platelet properties of DMSO and barbiturates demonstrated in microvessels with scanning electron microscopy. Am Assoc Neurol Surg (Sc Abstr) April 20–24

Pace DG, Kovacs J, Klevans L (1982) Dimethyl sulfoxide inhibits platelet aggregation in partially obstructed canine coronary vessels. Fed Proc 41: 1530

Rosenblum WI, El-Sabban F (1982) Dimethyl sulfoxide (DMSO) and glycerol, hydroxyl radical scavengers, impair platelet aggregation within and eliminate the accompanying vasodilation of injured mouse pia arterioles. Stroke 13: 35–39

Tsuruda J, James HE, Camp PE, Werner R (1982) Acute dimethyl sulfoxide therapy in experimental brain edema, part 2. J Neurosurg 10: 355–359

Tung H, James HE, Laurin R, Marshall LF (1983) Modification of the effect of dimethyl sulfoxide on intracranial pressure, brain water, and electrolyte content by indomethacin. Acta Neuro chir (Wien) 68: 101–110

Waller FT, Tanabe CT, Paxton MD (1983) Treatment of elevated intracranial pressure with dimethyl sulfoxide. Ann NY Acad Sci 411: 286–292

Willmore LJ, Rubin JJ (1984) The effect of tocopherol and dimethyl sulfoxide on focal edema and lipid peroxidation induced by isocortical injection of ferrous chloride. Brain Res 296: 389–392

Neue Erfahrungen in der Behandlung des Sehnenüberlastungssyndroms

P. BENCKENDORFF

In einer offenen klinischen Prüfung wurden Wirksamkeit und Verträglichkeit von Dolobene-Gel bei Sehnenüberlastungssyndromen von 78 Patienten untersucht.

Bei den vorwiegend jüngeren Patienten, von denen drei Viertel sich die Verletzungen bzw. Schäden beim Fußball zugezogen hatten, konnten nur 2 Patienten wegen unerwünschter Arzneimittelwirkungen – nämlich allergische Reaktionen der Haut – in die Auswertung nicht einbezogen werden.

In der Patientenauswahl handelte es sich in erster Linie um Leistungssportler mit hohen sportlichen Ambitionen.

Der Leistungssportler ist so fit, wie es sein Bindegewebe erlaubt, formulierte der bekannte Ostberliner Sportmediziner Franke und will damit zum Ausdruck bringen, daß nicht das Herz-Kreislauf-System, sondern letztlich das Bindegewebe leistungsbegrenzend ist. In der Funktionskette Knochen-Sehne-Muskel stellt die Sehne das schwächste Glied dar, gehört sie doch zu den Geweben mit einem ausgesprochenen bradytrophen Stoffwechsel.

Die Pathogenese und die Pathophysiologie von Sehnenüberlastungssyndromen ist aus tierexperimentellen Untersuchungen hinreichend bekannt. Ihre Symptome sind Schmerz, Entzündung und Funktionseinschränkung. Während die Ruhigstellung bzw. die beschränkte Mobilisierung den Grundpfeiler der Therapie darstellt, wird täglich, insbesondere im Bereich des Hochleistungssports, versucht, den Heilungsprozeß durch systemische Gaben von Antiphlogistika und lokalen paratendinösen Injektionen von Kortikoiden zu beschleunigen. Die Gefahren dieser Therapie sind hinreichend bekannt. Die topische Anwendung einer Kombination von Heparin und DMSO, eine antiphlogistische und analgetische Therapie, bietet eine echte Alternative.

Die Patienten waren gehalten, Dolobene-Gel 3mal täglich dünn auf die betroffenen Regionen aufzutragen. Zu Beginn, während und am Ende der Behandlung wurden folgende Befunde erhoben (Abb. 1): Druckschmerz, Belastungsschmerz, Ruheschmerz, Schwellung, Rötung und Überwärmung. Dafür waren die Graduierungen sehr stark, stark, mittel, leicht und nicht vorhanden möglich (Abb. 2). Eine Kontrolle dieser Parameter erfolgte von Fall zu Fall 1, 2 oder 3 Wochen nach Therapiebeginn. Bei Behandlungsende wurde vom Patient und mir eine abschließende Beurteilung vorgenommen. Außerdem wurden die möglichen Nebenwirkungen erfaßt. Das Patientenklientel war im Schnitt 25 Jahre alt. Die folgenden Indikationen wurden als behandlungsbedürftig angesehen und dokumentiert: Insertionstendinose, Tendinose bzw. Paratendinose und Tendomyose. Für die Auswertung der Wirksamkeit wurden

	Dolobene-Gel 3 x täglich		
Dauer (Wochen)	1	1	1
Termin			
Parameter	0	1	2	3
Druckschmerz	x	x	x	x
Belastungsschmerz	x	x	x	x
Ruheschmerz	x	x	x	x
Schwellung	x	x	x	x
Rötung	x	x	x	x
Überwärmung	x	x	x	x
Nebenwirkungen		x	x	x
Beurteilung, Therapieerfolg			(x)	x

Abb. 1. Untersuchungsschema

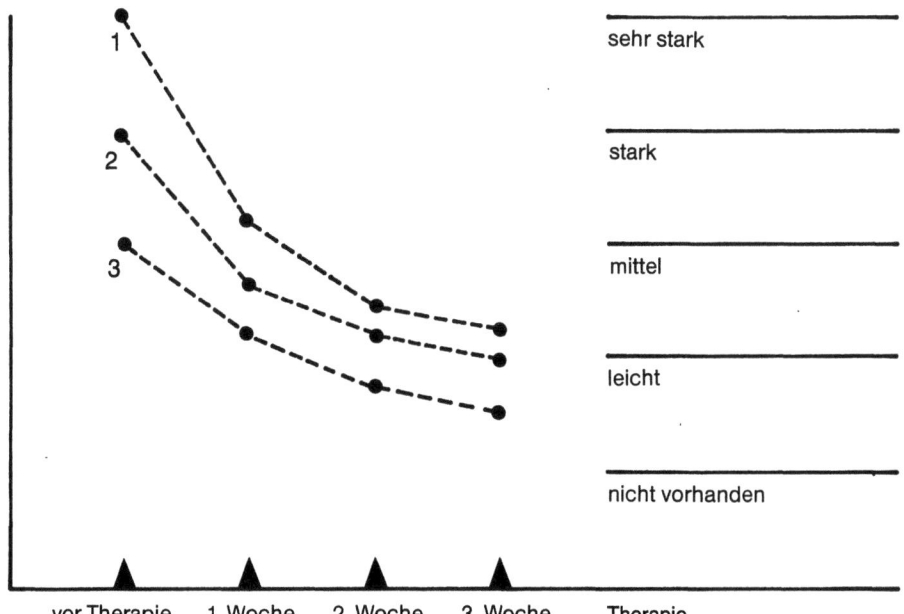

sehr stark

stark

mittel

leicht

nicht vorhanden

vor Therapie   1. Woche   2. Woche   3. Woche   Therapie

Abb. 2. Reduktion des mittleren Belastungsschmerzes während der Therapie. Gruppe der Patienten mit sehr starken (1), mit starken (2), mit mittleren Initialbeschwerden (3)

Tabelle 1. Prozentsatz der beschwerdefreien oder gebesserten Patienten für die Parameter Ruhe-schmerz, Druckschmerz und Belastungsschmerz (3 Wochen Behandlung)

	Vor Therapie [%]	Nach 1 Woche [%]	Nach 2 Wochen [%]	Nach 3 Wochen [%]
Ruheschmerz	0	90	93	93
Druckschmerz	0	75	90	94
Belastungsschmerz	0	82	93	94

Tabelle 2. Prozentsatz der beschwerdefreien Patienten für die Parameter Schwellung, Rötung und Überwärmung (3 Wochen Behandlung)

	Vor Therapie [%]	Nach 1 Woche [%]	Nach 2 Wochen [%]	Nach 3 Wochen [%]
Schwellung (n = 67)	0	7	42	55
Rötung (n = 56	0	63	88	95
Überwärmung (n = 63)	0	57	90	92

nur die Patienten berücksichtigt, bei denen keine systemische Begleitbehandlung vorgenommen wurde. 11 Patienten wurden 2 Wochen, 67 Patienten 3 Wochen lang behandelt. Bei der ersten Gruppe wurde die Behandlung beendet, weil die Patienten nach 2 Wochen nur noch leichte Beschwerden meldeten oder gänzlich beschwerdefrei waren. Die Reduktion des mittleren Belastungsschmerzes in der 2. Gruppe während der Therapie zeigt Abb. 2. Die Veränderungen von Ruheschmerz, Druckschmerz, und Belastungsschmerz in Prozent der klinisch relevant gebesserten Patienten gehen aus Tabelle 1 hervor. Auch Schwellung, Rötung und Überwärmung folgten einem ähnlichen Verlauf (Tabelle 2). Unerwünschte Arzneimittelwirkungen wurden bei 14% der mit Dolobene behandelten Patienten registriert. Diese betrafen ausschließ-lich passagere Hautreizungen, die nach Behandlungsende spontan verschwanden.

Der Behandlungserfolg konnte in 54 Fällen als positiv beurteilt werden, in 7 Fällen war der Erfolg zweifelhaft. Der Patient beurteilte in 52 Fällen die Wirksamkeit positiv, in 11 weder positiv noch negativ. Die Behandlung von Sehnenüberlastungs-syndromen mit Dolobene brachte bereits bei mehr als der Hälfte der Patienten relevante Besserung der zuvor genannten Beschwerden mit auffallend rascher anti-phlogistischer und analgetischer Wirkung. Die aufgetretenen Hautreizungen sind nach meiner Meinung und der anderer Kollegen bei Gelen bekannt.

Aufgrund der therapeutischen Erfahrungen glaube ich sagen zu können, daß die Behandlung mit Dolobene-Gel eine äußerst effektive Therapie mit nur geringen Nebenwirkungsrisiken ist.

Abschließend sei bemerkt, daß neben der lokalen Anwendung meines Erachtens eine kombinierte physikalische Therapie z. B. mit Ultraschall im Sinne einer Phonopho-rese oder durch Iontophorese eine forcierte Reduktion der Symptome bei Sehnen-überlastungserkrankungen bringt.

Summary

A clinical trial was performed in 78 patients (mostly athletes) with overstrained tendons to evaluate the efficacy and safety of Dolobene gel.

The patients were treated for 2 or 3 weeks (depending on improvement of symptoms) in the absence of any other medication.

More than 50% of the patients experienced significant relief of symptoms. Side effects were observed in only a few cases, taking the form of transitory skin irritations and allergic skin reactions (2 patients).

Dolobene gel (containing 15% DMSO) is considered to be extremely effective and safe.

Kurzzeitbehandlung von Sportverletzungen

J. Michael

Einleitung

Die Wirkung und Verträglichkeit von DMSO-Gel wurde bei Sportlern mit Verletzungen der oberen und unteren Extremitäten getestet. Insgesamt erhielten 30 Sportler Dolobene-Gel 2mal täglich für eine Dauer von 4 Wochen. 4 Sportler hatten Prellungen der Schulter, 8 Zerrungen und Prellungen des Kniegelenks, 8 Muskel- und Sehnenverletzungen und 10 Distorsionen des Knöchels.
Die klinischen Untersuchungen wurden zu Beginn der Studie und in der 1., 2., 3. und 4. Woche durchgeführt. Die Ergebnisse der Studie zeigten eine gute therapeutische Wirkung von Dolobene-Gel bei der Beseitigung schmerzhafter Symptome, bei der Entzündung, der Schwellung und der Absorption von Hämatomen. Weiterhin wurde eine bedeutende Reduktion der lokalen Schmerzen, des Druckschmerzes und der Heilungszeit erreicht.

Patienten und Methoden

Die Untersuchung wurde an 30 ambulanten Patienten einer orthopädischen Praxis durchgeführt, die auf Sportverletzungen spezialisiert ist. Das mittlere Alter der 20 männlichen Patienten betrug 26 Jahre, das mittlere Alter der 10 weiblichen Patienten betrug 17 Jahre (zwischen 16 und 20 Jahre). In 4 Fällen war die Schulterregion, in 8 Fällen das Kniegelenk, in 10 Fällen Muskel-Sehnen-Verletzungen und in 10 Fällen der Knöchel beteiligt. Die Lokalisation der betroffenen Skeletteile ist in Tabelle 1 dargestellt.
Die Verletzungen wurden durch Fußball, Basketball, Tennis, Judo und andere sportlichen Aktivitäten verursacht.

Tabelle 1. Lokalisation der Verletzungen

n = 30	Anzahl der Fälle	Männlich	Weiblich
Schulterregion	4	2	2
Kniegelenk	8	5	3
Muskel- und Sehnenverletzung	8	5	3
Knöchelgelenk	10	8	2
Gesamt	30	20	10

Mit 2maliger täglicher Applikation erwies sich Dolobene-Gel als wirksam bei allen Patienten. Es wurde eine Verringerung des lokalen Schmerzes, eine Abnahme der Schwellung und der Entzündung, eine bedeutende Verringerung der Hämatome und eine schnellere Regenerationszeit erzielt.

Positive Ergebnisse wurden weiterhin bei der Behandlung schmerzhafter Knöcheldistorsionen und Muskelläsionen erzielt. Bei der Behandlung mit DMSO erzielten wir eine bemerkenswert schnelle Verbesserung der Funktion und eine schnelle Schmerzbefreiung in der ersten Woche.

Ergebnisse

Zwischen April 1983 und Juni 1984 wurden insgesamt 30 Sportler mit DMSO-Gel (Dolobene-Gel) behandelt. Die Wirkung der Behandlung durch Beurteilung von Patient und Untersucher wurde in Tabelle 2 zusammengefaßt.

Tabelle 2. Beurteilung der Behandlung durch Patient und Arzt

Beurteilung	Patienten n = 30	Arzt
Hervorragend	15	10
Gut	10	15
Mäßig	5	5
Gesamt	30	30

Die Wirksamkeit war hervorragend oder gut bei 25 Patienten und mäßig bei 5 Patienten.

Unsere Erfahrung zeigt, daß DMSO-Gel schnell und wirksam durch die Haut resorbiert wird und bereits nach 6 Behandlungen von Schmerz befreit. Die Untersuchung der Wirksamkeit der Therapie wurde in der 1., 2., 3. und 4. Woche durchgeführt.

Diese schloß ein:
1. Reduktion des lokalen Schmerzes und der Schwellung. Resorption der Hämatome (Abb. 1),
2. Verbesserung der Gelenkbeweglichkeit und des Bewegungsschmerzes,
3. Heilungszeit,
4. Wiederaufnahme der sportlichen Aktivität.

Eine wirksame und statistisch signifikante Verbesserung wurde bei allen Parametern der Mobilität, der Absorption von Hämatomen, der Reduktion von Schmerz und des Druckschmerzes sowie der Bewegungseinschränkungen innerhalb der kurzen Beobachtungszeit erzielt. Alle Patienten erzielten wesentliche Besserungen durch die Behandlung innerhalb der ersten Wochen.

Die Ergebnisse zeigen, daß DMSO-Gel in bezug auf die Wirksamkeit und Sicherheit als Mittel der ersten Wahl verwendet werden kann und sehr gut geeignet ist für die ambulante Behandlung von Weichteilverletzungen.

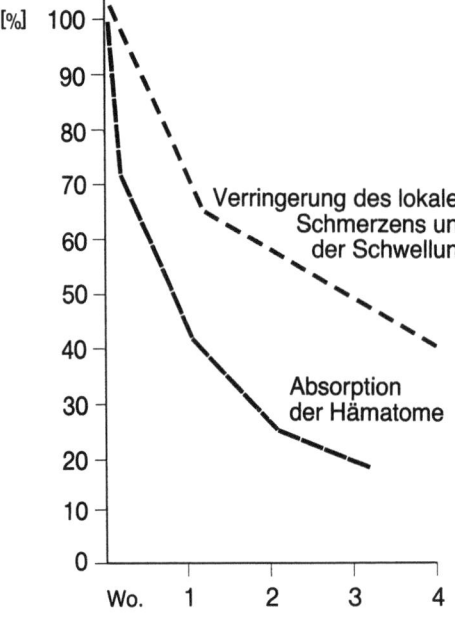

Abb. 1. Wirksamkeit von DMSO-Gel nach
4 Wochen Behandlung. Verringerung von
Schmerz und Schwellung. Absorption von
Hämatomen

Zusammenfassung

In einer klinischen Studie wurden 30 Patienten mit Dolobene-Gel über eine Zeitdauer von 4 Wochen behandelt. Sie litten unter Prellungen, Distorsionen, Muskel-
und Sehnenverletzungen der oberen und unteren Extremitäten infolge von Traumen
von leichter bis mittlerer Schwere. In der abschließenden Beurteilung durch Patient
und Arzt wurde der therapeutische Effekt als hervorragend und gut bei 25 Patienten
und als mäßig bei 5 Patienten beurteilt. Nebenwirkungen wurden nicht beobachtet.
Im Hinblick auf die günstige Wirksamkeit und Toleranz erscheint DMSO-Gel (Dolobene-Gel) besonders geeignet als Mittel der ersten Wahl für die Behandlung von
Weichteilverletzungen bei Sportlern. Nach 4 Wochen Behandlung waren die Verletzungen vollständig abgeheilt und die sportlichen Aktivitäten wieder aufgenommen
worden.

Summary

The efficacy and tolerance of DMSO were assessed in athletes with soft tissue injuries
of the upper and lower extremities. A total of 30 athletes received the gel preparation
according to a twice-daily application schedule for a duration of 4 weeks. There were 4
athletes with contusion of the shoulder, 8 with distortion and contusion of the knee
joint, 8 with muscle, tendon and ligament lesions, and 10 with distortion of the ankle
joint.
Clinical evaluation was performed at the start oft the study and at weeks 1, 2, 3, and 4.
The results of the study showed a good therapeutic response to DMSO gel in the relief
of painful symptoms, inflammation, and swelling, in absorption of hematomas, and in
a significant reduction of local pain, soft tissue tenderness, and recovery time.

Die kombinierte Behandlung von stumpfen Traumen mit Dolobene-Gel und Ultraschall

Vorläufiger Bericht über eine Doppelblindstudie

C. Gerboth

Einleitung

Stumpfe Traumen kommen heutzutage sehr häufig zur Behandlung in der Allgemeinpraxis vor. Dennoch gibt es nur wenig weiterführende Literatur über deren Therapie, und nur wenige kontrollierte Studien sind vorhanden. Die lokale Behandlung stumpfer Traumen muß schnelle Schmerzlinderung und Rückgang des Ödems bewirken; die Bewegungs- oder Arbeitsfähigkeit sollte rasch wiederhergestellt werden. Dolobene-Gel enthält Heparin, Dexpanthenol und Dimethylsulfoxid (DMSO). Ich möchte das Heparin übergehen, dessen Wirkungsweise ausreichend bekannt ist, und kurz auf das DMSO eingehen, das nicht nur eine Carrierfunktion für das Heparin hat, sondern selbst analgetische und antiödematöse Wirkung zeigt. Dies konnte in experimentellen und klinischen Prüfungen nachgewiesen werden.

Zielsetzung

In einer Doppelblindstudie sollte die Verträglichkeit und die Wirksamkeit von Dolobene-Gel in Kombination mit Ultraschall untersucht werden. Die Kontrollgruppe erhielt ein Placebo-Gel.

Patienten und Methodik

Die Aufnahme der Patienten in die Studie erfolgte unter folgenden Kriterien:
– frische stumpfe Verletzung (weniger als 24 h) der unteren Gliedmaßen ohne Knochenfraktur,
– keine Kontraindikationen für Dolobene-Gel,
Jede Gruppe (Dolobene-Gel bzw. Placebo) sollte zumindest 20 Patienten enthalten.
Der Prüfplan war folgendermaßen aufgebaut (Abb. 1):
Die Patienten mußten innerhalb von 24 h nach dem Unfall beim Arzt erscheinen. Eine klinische und gegebenenfalls röntgenologische Untersuchung mußte durchgeführt werden. Anamnese und Begleittherapie wurden dokumentiert.
Jeder Patient erhielt eine Nummer, entsprechend der Randomisierungsliste, die von der Firma Merckle, Abt. Biometrie, erstellt wurde. Jeder Patient erhielt eine Packung mit 3 Tuben Gel und mit der jeweiligen Patientennummer.

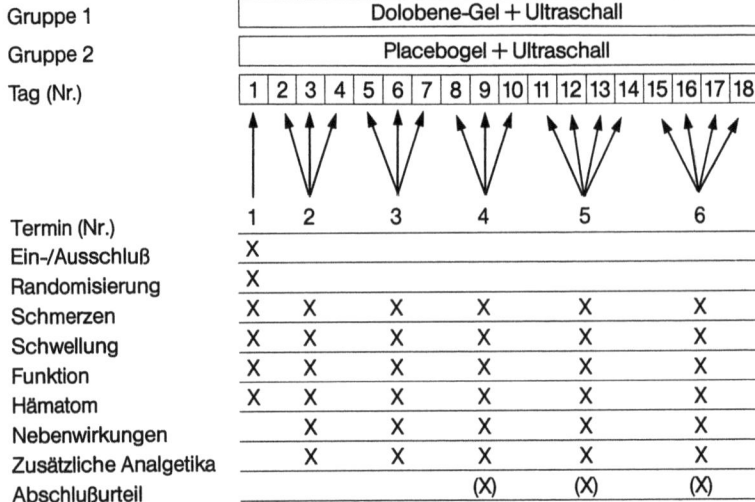

Abb. 1. Untersuchungsschema

Folgende Parameter wurden dokumentiert:
- Schmerz: (0 = nicht vorhanden; 1 = leicht; 2 = mittel; 3 = stark; 4 = sehr stark), jeweils für Ruhe-, Druck- und Bewegungsschmerz;
- Ödeme: Der Umfang des betroffenen Gliedes wurde gemessen (in cm) und zusammen mit dem entsprechenden Wert der anderen Seite dokumentiert.
- Bewegung: Bewegungseinschränkungen treffen den Patienten am meisten. Deshalb wurde der Beruf zusammen mit dem Grad der Bewegungseinschränkung dokumentiert (0 = arbeits- und bewegungsunfähig; 1 = arbeitsunfähig, aber Selbstversorgung möglich; 2 = arbeitsunfähig, mit leichteren Bewegungseinschränkungen; 3 = vollkommen wiederhergestellt und arbeitsfähig).
- Hämatom: Die größten Ausmaße (Länge und Breite) sowie die Intensität wurden dokumentiert.

Alle Patienten mußten solange wie nötig behandelt werden; sobald die Symptome verschwunden oder nur noch leicht ausgeprägt waren, wurde die Behandlung abgesetzt.

Das Gel wurde 3mal täglich aufgetragen; zusätzlich wurde bei jedem Arztbesuch eine Ultraschallbehandlung durchgeführt.

Als weitere Maßnahme zur Bewertung der Wirksamkeit wurde der Verbrauch an Schmerzmitteln vom Patienten erfragt.

Bei jeder Kontrolle wurden Nebenwirkungen dokumentiert.

Die statistische Auswertung erfolgte am Ende der Prüfung. Vorerst wurde eine deskriptive Statistik ohne Signifikanztests erstellt.

Tabelle 1. Patientendaten

	Gruppe 1: Dolobene-Gel (n = 15)	Gruppe 2: Placebo-Gel (n = 15)
Geschlecht	12 männlich 3 weiblich	11 männlich 4 weiblich
Durchschnittliches Alter (Jahre)	28	34
Bewegungs- einschränkung 0 1 2 3	2 7 6 –	2 9 4 –

Tabelle 2. Restbeschwerden zwischen 1. und 2. Arztbesuch

	Gruppe 1: Dolobene-Gel (n = 15) [%]	Gruppe 2: Placebo-Gel (n = 15) [%]
Besser	33	13
Gleich	67	87
Schlechter	–	–

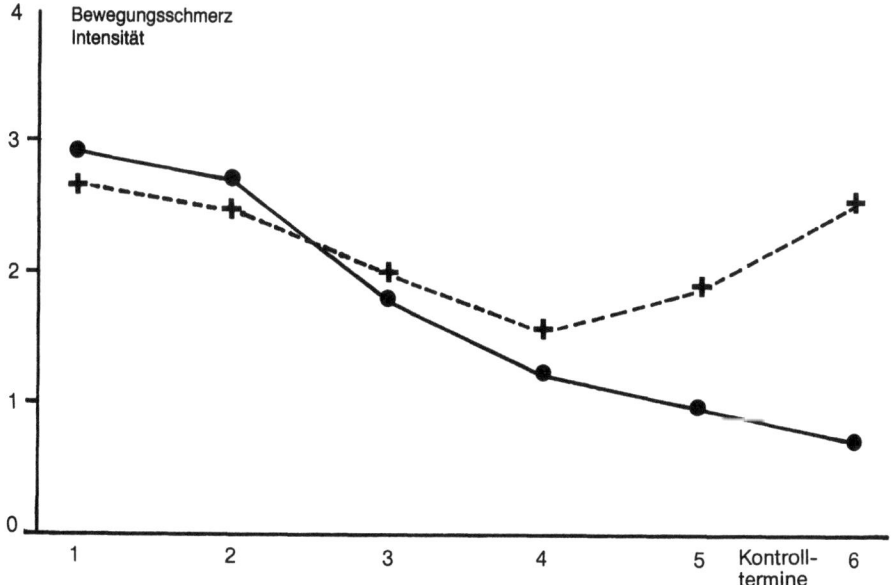

Abb. 2. Verlauf des durchschnittlichen Bewegungsschmerzes.
●—● Dolobene-Gel, +—+ Placebo-Gel

Tabelle 3. Endbeurteilung

	Arzt		Patient	
	Dolobene-Gel	Placebo-Gel	Dolobene-Gel	Placebo-Gel
Wirkungsgrad				
Sehr gut	8	6	8	4
Gut	7	5	7	8
Nicht zufriedenstellend	–	4	–	3
Verträglichkeit				
Sehr gut	13	11	14	12
Gut	2	4	1	3
Nicht zufriedenstellend	–	–	–	–

Ergebnisse

Hier sollen nur vorläufige Ergebnisse dargestellt werden; deshalb wurden keine Signifikanztests und Wahrscheinlichkeiten angegeben.

Beide Gruppen sind vergleichbar (Tabelle 1). Bei der Dolobene-Gruppe ist eine schnelle Besserung der beiden Symptome Schmerz und Ödem festzustellen (Tabelle 2). Betrachtet man die Schmerzintensität zu späteren Zeitpunkten, wird dies noch deutlicher (Abb. 2).

Interessanterweise ist bei der Placebogruppe die Schmerzintensität am Ende der Studie wieder angestiegen, was auch auf die Wirksamkeit des Dolobene-Gels hinweist und eventuell auf die Wiederherstellung der Zellintegrität an der verletzten Stelle; deutlich zeigt sich das zu den späteren Kontrollzeitpunkten, besonders ab den Zeitpunkten 3 und 4.

Bei keiner Gruppe traten Nebenwirkungen auf.

Die Beurteilung des Therapieerfolges geschah am Ende der Studie sowohl durch den Arzt, als auch durch den Patienten. Es zeigte sich eine deutliche Überlegenheit von Dolobene-Gel (Tabelle 3).

Diskussion

Sicher ist Dolobene-Gel kein Wundermittel. Zu meiner Überraschung zeigte sich nur bei Patienten der Placebogruppe eine ungenügende Wirksamkeit; sehr gute Ergebnisse waren in dieser Gruppe weniger häufig. Es konnte weiterhin belegt werden, daß Dolobene-Gel ohne Risiko mit Ultraschall kombiniert werden kann. Somit hat der Allgemeinarzt die Möglichkeit, den Anwendungsbereich des Dolobene-Gels zu erweitern. Ich habe darüber hinaus gute Erfahrungen mit Dolobene-Gel bei weichteilrheumatischen Erkrankungen gemacht.

Summary

In a double-blind study 30 patients with blunt traumas not older than 24 h were treated with Dolobene gel or placebo gel. Both groups also received ultrasound therapy. With Dolobene gel treatment there was faster relief of pain, faster reduction of edema, and faster recovery of mobility.

III. DMSO bei venösen, arteriellen und lymphatischen Zirkulationsstörungen

Über einige Wirkungen von Dimethylsulfoxid (DMSO) bei perkutaner Anwendung

A. Kappert

Vorgetragen von M. Herschel

Pharmakologie von DMSO

DMSO weist ein erstaunliches Spektrum pharmakodynamischer Wirkungen auf, die stichwortartig wie folgt zusammengefaßt werden können: Membranpenetration bzw. rasche Diffusion durch die Haut, antiinflammatorische Effekte, analgetische Wirkung durch Nervenblockade, Auflockerung bzw. Auflösung von Kollagengewebe, Wirkungssteigerung anderer Pharmaka, bakteriostatische, diuretische und vasodilatatorische Effekte, Hemmung der Cholinesterase. In unserem Zusammenhang interessieren v. a. 2 unterschiedliche Prinzipien:

1. die eindrückliche Diffusionsfähigkeit von DMSO durch die Haut und
2. die lokalen Wirkungen am Gewebe.

1. Diffusion durch die Haut und Membranpenetration: Untersuchungen an Tier und Mensch haben gezeigt, daß DMSO bei kutaner Applikation die Hornschicht der Haut rasch passiert. Trotzdem wird nach histologischen Analysen die Struktur der Haut dabei nicht verändert. Die weitere Penetration durch das Gewebe bis zu den Blutgefäßen vollzieht sich so rasch, daß schon wenige Minuten nach der Auftragung hochkonzentrierter Lösungen (70–90%) der charakteristische, durch die Bildung von Dimethylsulfid hervorgerufene leichte Schwefelgeruch in der Atemluft wahrgenommen werden kann. Bei der Haut- und Membranpassage vermag DMSO andere Substanzen miteinzuschleusen. Dieser Effekt ist am Menschen u. a. mit Farbstoffen, Kortikosteroiden, Zytostatika und Hexachlorophen nachgewiesen worden. Die Substanzen werden dabei teilweise als mehrere Tage feststellbares Depot in den tiefen Schichten des Stratum corneum abgelagert. Stoffe mit einem Molekulargewicht von 3000 und darüber können durch DMSO nicht eingeschleust werden. Im Tierversuch ließ sich auch eine Diffusionssteigerung von Sauerstoff in ischämisches Myokardgewebe durch den Wirkstoff nachweisen. DMSO stellt somit einen hochaktiven kutanen Diffusionsfaktor dar, mit welchem niedermolekulare Substanzen rasch in die tiefen Hautschichten und von hier auch in die umgebenden Strukturen bzw. die Blutbahn eingeführt werden können. Dieser Effekt einer pharmakodynamischen „Gleitschiene" wird schon bei niedrigen Dosierungen der Trägersubstanz (über 10%) nachweisbar.

2. Lokale Wirkungen von DMSO im Gewebe: Sie sind sowohl in vitro als auch in ausgedehnten Untersuchungen in vivo bei Tier und Mensch geprüft worden. Der antiinflammatorische Effekt ließ sich im Tierexperiment u. a. an Hand der Hemmung des traumatischen Ödems und des lokalisierten Sanarelli-Shwartzman-Phä-

nomens nachweisen, wobei wahrscheinlich von den Lysosomen freigesetzte entzündungsfördernde Enzyme blockiert werden. Klinisch stellen das posttraumatische Ödem und die Erscheinungen der Fibrositis bzw. der primär-chronischen Polyarthritis gute Testobjekte zum Nachweis der antiinflammatorischen Wirkung von DMSO dar. Hier zeigt sich auch der analgetische Effekt der Substanz, der v. a. auf einer Nervenblockade mit Verlangsamung der Reizleitungsgeschwindigkeit beruht und u. a. die Wirkung von Lokalanästhetika potenziert. Die Bakteriostase läßt sich in vitro an einer Reihe von Stämmen nachweisen; interessant ist die gleichzeitige Steigerung der Empfindlichkeit gegenüber Antibiotika.

In unserem Zusammenhang ist die Auflockerung bzw. Auflösung von Kollagenfasern in vitro, die in vivo bioptisch am Beispiel der Sklerodermie verfolgt werden kann und hier zu einer gesteigerten Ausscheidung von Hydroxyprolin nach kutaner Anwendung der Substanz führt, von besonderem Interesse. Die Steigerung der Wirkung anderer Pharmaka durch DMSO ist schon in bezug auf Lokalanästhetika und Antibiotika erwähnt worden. Sie läßt sich auch für andere Stoffe, wie quaternäre Ammoniumsalze, nachweisen. Die diuretische Wirkung ist im Tierversuch ebenfalls nach der topischen Anwendung von DMSO festzustellen, wobei die Natrium- und Kaliumausscheidung zunimmt. Der vasodilatatorische Effekt von DMSO hängt wahrscheinlich mit der lokalen Freisetzung von Histamin zusammen. Die im Tierversuch nachgewiesene Hemmung der Cholinesterase führt u. a. zu einer Tonussteigerung der glatten Muskulatur.

Material und Methoden

Aufgrund der geschilderten Pharmakodynamik von DMSO wurde der Wirkstoff bei angiologischen Krankheitsbildern in 2 grundsätzlich verschiedene Formen perkutan angewandt:
1. in niedriger Dosierung (10–30%) v. a. als Diffusionsfaktor, um als „Gleitschiene" andere Pharmaka in das durchblutungsgestörte Gewebe einzuschleusen;
2. hochdosiert (60–90%) zur Geltendmachung der besprochenen pharmakologischen Wirkungen (Entzündungshemmung, Analgesie, Auflösung von Kollagenfasern usw.).

Zur klinischen Prüfung dieser beiden Prinzipien standen 2 Versuchspräparate zur Verfügung:
1. ein Spray mit 15%igem DMSO, in welchem als wichtigste Wirkstoffe mit bekannten Eigenschaften (antiinflammatorisch, membranabdichtend, Förderung der Gewebetrophik usw.) Rutin-Na-Sulfat 0,2%, Linolsäure 0,2%, Azulen 0,01% und Vitamin A 0,012% enthalten waren;
2. eine Tinktur bzw. Salbe mit 70%igem DMSO, welcher ein membranabdichtender P-Faktor (2–20%) beigegeben war, und die in einer weiteren Form zusätzlich ein Analgetikum aus der Reihe der Pyrazolone (2%) bzw. Phenylbutazon (1%) enthielten.

Untersucht wurden 4 Krankheitsgruppen von je 12 Patienten, die erfahrungsgemäß einer medikamentösen Beeinflussung immer noch schwer zugänglich sind:

1. chronische bzw. subakute Venopathien der unteren Extremitäten mit trophischen Veränderungen der Haut und Subkutis, insbesondere das postthrombotische Syndrom;
2. Erkrankungen mit abnormer Anreicherung von Kollagen, v. a. an den Akren, und mit gestörter Trophik, wobei die Sklerodermie im Vordergrund steht;
3. trophische Störungen bei arteriellen Verschlußkrankheiten des Stadiums III–IV und bei funktionellen Dysregulationen der Endstrombahn (M. Raynaud, Erythrozyanose usw.);
4. schmerzhafte, teilweise gefäßbedingte Mißempfindungen in den Extremitäten (Brachialgien, nächtliche „Crampi" der Waden usw.).

Methodik

1. Prüfung der Diffusion von DMSO und Begleitstoffen durch das Stratum corneum der Haut: Zu diesem Zweck wurden a) ein DMSO-freier bzw. b) ein 15%iger DMSO-Spray mit 1%igem Brillantgrün markiert. Zwei Kartons mit einem ausgeschnittenen Fenster wurden auf symmetrische Hautpartien der unteren Extremitäten aufgelegt und die freigelassenen Hautstellen gleichmäßig mit Spray a bzw. b behandelt. Das Eindringen der Spraylösung durch die oberen Hautschichten bzw. ihre Diffusion in der Subkutis ließ sich photographisch in gewissen Abständen festhalten. Während 24–28 h nach der Applikation der Lösung wurde ein Schutzverband getragen und dann die behandelten Hautstellen mit Seife, Alkohol und Äther zur Entfernung der nur oberflächlich eingetrockneten Spraylösung intensiv gereinigt.
2. Beobachtung der Diffusionsbeschleunigung durch DMSO innerhalb der Subkutis: An symmetrischen Stellen der unteren Gliedmaßen (auf der Seite durch Aufsprühen von DMSO vorbehandelt) wurde ca. 5 mm unter der Hautoberfläche je ein Depot von 20 µCi Xenon 133 (wäßrige, isotone Lösung; Halbwertzeit 5,27 Tage) gesetzt. Die Beobachtung der „Clearance" des Isotops in der Subkutis erfolgte gleichzeitig an beiden Extremitäten durch Aufzeichnung des Szintigramms (Photocartraphe Mo 4, Mecaserto, Paris; Registrierdauer 15–22 min; Laufgeschwindigkeit 4 mm/s; Papierregistrierung mit Kohlepapier) im Bereich der beiden Depots (Nuklearmedizinische Abteilung des Zentralen Strahleninstituts der Universität Bern).
3. Nachweis von DMSO und Begleitstoffen im Blut: DMSO wurde gaschromatographisch bestimmt. Als Ausgangslösungen dienten ein Petroläther-Benzol-Eluat der untersuchten Zitrablutproben bzw. eine Benzol-DMSO-Mischung 1:1. Verwendet wurden eine mit Chromosorb G gefüllte Glassäule, zur Imprägnierung des Füllmaterials Methylsilikonöl FS 96, als Transportgas reinster Wasserstoff mit einem Druck von 0,3 at; die Betriebstemperatur betrug 115–117 °C. Als Pilotsubstanz der verschiedenen Begleitstoffe (s. Zusammensetzung des Sprays) diente Na-Rutin-Sulfat, das dünnschichtchromatographisch nachgewiesen wurde (Dünnschichtplatten mit homogener Mischung aus 20 g Polyamidpulver und 180 g Methanol bestrichen; 5mal hintereinander – nach jeweiligem Trocknen mit Fön – 10 µl Zitrablut auf gleichem Startpunkt aufgetragen; parallel zu jeder Blutprobe auf gleicher Platte reines authentisches Na-Rutin-Sulfat in unterschiedlicher Kon-

zentration chromatographiert; als Steigflüssigkeit Gemisch aus Methanol/Äthanol/
Wasser 3:1:3). Sobald das Laufmittel die Ziellinie erreicht hatte, wurde die Platte
aus der Trennkammer entfernt und luftgetrocknet. Die erste Lokalisation der
Rutinflecken erfolgte im UV-Licht. Nach Besprühung der Platten mit 0,1molarem
Aluminiumchlorid und 1molarer Kaliumazetatlösung färbten sich die Rutinflek-
ken gelb und wiesen im UV-Licht eine leuchtend gelbe Fluoreszenz auf.

4. Hydroxyprolin als im Urin erscheinendes Abbauprodukt von Kollagen wurde
   photometrisch mit der Chloramin-T-Methode bestimmt.
5. Die Kapillarresistenz wurde mit Hilfe des Angiosterrometers nach Parrot gemessen, indem eine Saugglocke von 20 mm Durchmesser während 1 bzw. 2 min mit
   einem Unterdruck von 30 bzw. 60 mm Hg auf die mit DMSO behandelten
   Hautpartien aufgesetzt wurde. Vergleichsuntersuchungen können durch Auszäh-
   len der unter gleichen Bedingungen auftretenden Petechien oder durch Berech-
   nung des Fragilitätsindex (an der unteren Extremität normal 90–180, bei erhöhter
   Gefäßbrüchigkeit ansteigend) vorgenommen werden. Die elektronischen akralen
   Oszillogramme an den Finger- oder Zehenkuppen wurden mit Hilfe sog. Puls-
   adapter registriert, während für die Bestimmung der Hauttemperatur ein Thermi-
   storgerät zur Verfügung stand.

Versuchsergebnisse

Bei der kutanen Applikation von Pharmaka stellt das Stratum corneum eine Barriere
dar, deren sklerosierende Prozesse in Haut und Subkutis noch verstärkt werden. In
einem Versuch wurde bei einem schweren, annähernd symmetrisch entwickelten
postthrombotischen Syndrom der Unterschenkel der Hautspray mit 1%igem Brillantgrün versetzt und ohne, sowie mit 15%igem DMSO auf gleich große, trophisch
veränderte Hautpartien aufgesprüht. Ohne DMSO ließ sich nur eine angedeutete
Resorption nachweisen, während DMSO in 15%iger Lösung ein durch Seife, Alkohol und Äther nicht auswaschbares Depot des wasserlöslichen Farbstoffs in der
Subkutis erzeugte, das nach 24 h noch nicht abgebaut war. Die Einlagerung der mit
Brillantgrün markierten Spraylösung in der Subkutis konnte in weiteren Versuchen
z. T. über mehrere Tage verfolgt werden. Die Diffusionssteigerung durch DMSO läßt
sich auch innerhalb der Subkutis feststellen. Wird vor Setzung eines subkutanen
Depots von Xenon 133 der 15%ige Spray auf die Haut aufgetragen, so ist die
Verteilung bzw. die „Clearance" des Isotops auch beim Lymphödem mit seiner
Sklerosierung des Unterhautgewebes beschleunigt. In gleicher Weise werden damit
die lokal angewandten Medikamente an dem Ort der Wahl verabreicht.
Der rasche Durchtritt von DMSO durch die oberflächlichen Schichten beruht auf 2
Mechanismen:

1. einer Permeabilitätssteigerung der Membranen, die zu einer Abnahme der kutanen elektrischen Potentialdifferenz führt.
2. einer Beschleunigung der Wandergeschwindigkeit der DMSO-Moleküle gegen
   die Tiefe des Gewebes. Der letztgenannte Effekt wird durch Zugabe anderer
   Substanzen, besonders solchen mit mittlerem Molekulargewicht, verstärkt.

Es kommt somit zu einer Wechselwirkung zwischen DMSO und den ihm beigegebenen Stoffen. Die Wanderungsgeschwindigkeit der letzteren wird erhöht, bleibt aber anscheinend hinter derjenigen der „Gleitschiene" zurück. In den eigenen Versuchen erscheint daher Na-Rutin-Sulfat später im Blut als DMSO, wie das aus den Gas-bzw. Dünnschichtchromatographiebefunden der enthaltenen Substanzen in der DMSO-Trägerlösung durch den Leerversuch ohne „Gleitschiene" an der gleichen Patientin belegt wird: Hier ist Na-Rutin-Sulfat im Blut nicht nachweisbar.

Unter den lokalen Wirkungen von DMSO interessiert in der Angiologie v. a. die Auflockerung bzw. Auflösung abnorm angereicherter Kollagenfasern und der auf der Freisetzung von Histamin beruhende vasodilatatorische Effekt. So wurde bei einer schweren Sklerodermie der Hände mit Sklerödem DMSO in 70%iger Lösung 2mal täglich in Form von 15minütigen Fingerbädern angewandt. Schon nach 5 Tagen konnte inspektorisch ein deutlicher Schwund des subkutan angereicherten Kollagens nachgewiesen werden, der mit einem Anstieg der Hauttemperatur an den Fingerkuppen und erhöhter Ausscheidung von Hydroxyprolin als Abbauprodukt von Kollagen im Urin verbunden war.

Die Behandlung trophischer Hautveränderungen bei Sklerodermie ist sehr schwierig, z. B. ist ein torpides, äußerst schmerzhaftes Fingerulkus einer 35jährigen Patientin zu erwähnen, das sich trotz 2 Jahre früher durchgeführter zervikothorakaler Sympathektomie entwickelt hatte. Die Kranke mußte wegen der enormen Berührungsempfindlichkeit der trophischen Veränderungen ständig einen gepolsterten Schutzverband tragen. Nach einer Behandlung mit täglichen Fingerbädern in 70%igem DMSO heilte das vorher therapierefraktäre Ulkus ab, und die Patientin konnte wieder Handarbeiten verrichten.

Bei arteriellen Verschlußkrankheiten des Stadiums III und IV stellt der oft quälende Ruheschmerz ein schwieriges therapeutisches Problem dar. Hier erweist sich DMSO als Bereicherung: Es kann nach Bepinselung der schmerzhaften Hautpartien mit 1%iger Procainlösung aufgesprüht werden und schleust die Substanz durch die Haut ein. Durch Zugaben von Desinfizientien wie Hexachlorophen oder Brillantgrün lassen sich gleichzeitig Superinfektionen bekämpfen bzw. verhindern. Bei dieser Indikation muß man sich auf niederdosierte DMSO-Lösung (15%) als „Gleitschiene" beschränken, da eine konzentrierte Lösung (70%) im durch die chronische arterielle Hypozirkulation atrophisch gewordenen Gewebe durch die Auflösung von Kollagenfasern Substanzdefekte der Haut bewirken kann.

Bei der Verwendung von DMSO in der Angiologie hat man daher die Indikation für die beiden grundsätzlich verschiedenen Wirkungsweisen von DMSO zu unterscheiden. Die antiiflammatorischen und analgetischen lokalen Effekte der Substanz sind z. B. bei den trophischen Hautveränderungen des postthromtischen Syndroms und des varikösen Symptomenkomplexes erwünscht; sie sollen aber durch eine weitere Steigerung der schon primär abnorm erhöhten Brüchigkeit der Haargefäße infolge Auflösung perikapillärer Kollagenfäserchen illusorisch gemacht werden. Nach der kutanen Anwendung von DMSO in hoher Konzentration (70%) kommt es vorübergehend zu einer Herabsetzung der Kapillarresistenz, was mit Saugglockenversuchen (Angiosterrometer nach Parrot) nachzuweisen ist. Die Anwendung der Substanz sollte daher bei allen Zuständen mit verminderter Kapillarresistenz bzw. erhöhtem Venendruck grundsätzlich abends vor dem Schlafengehen erfolgen.

Zusammenfassung

Der Wirkstoff Dimethylsulfoxid (DMSO) bietet in der angiologischen Therapie interessante Aspekte. Aufgrund seiner pharmakologischen Eigenschaften kann DMSO einerseits in niedriger Dosierung (15%) als eine Art „Gleischiene" benutzt werden, um bestimmte Pharmaka bei lokaler kutaner Anwendung in das krankhaft veränderte Gewebe einzuschleusen. Diese Pharmaka werden dadurch am Ort der Wahl angereichert. Auf der anderen Seite lassen sich auch die entzündungshemmenden und schmerzstillenden Effekte von DMSO bei peripheren Gefäßerkrankungen therapeutisch auswerten. In hoher Konzentration (60–80%) vermag DMSO Kollagenfasern aufzulockern bzw. aufzulösen, was bei bestimmten Krankheitsbildern neue Behandlungsformen ermöglicht. Die pharmakodynamischen Wirkungen von DMSO allein und in Kombination mit anderen Pharmaka werden an Hand klinischer Untersuchungen belegt. Daraus leiten sich die Indikationen für die Behandlung venöser, arterieller und lymphatischer Zirkulationsstörungen ab. Zum Schluß wird die Frage der möglichen Nebenwirkungen diskutiert.

Summary

The substance dimethyl sulfoxide (DMSO) offers interesting new therapeutic approaches in the field of angiology. Due to its pharmacological properties it can be used in a low concentration (15%) as a trigger substance to facilitate the penetration of certain drugs in pathologically altered tissue when applied locally to the skin. In this way the drugs combined with DMSO can be concentrated in selected territories in extremities affected by arterial, venous, or lymphatic disturbances. In addition, the anti-inflammatory and analgesic effects of DMSO are helpful in the treatment of peripheral vascular diseases. In high concentrations (60% and above) the substance may dissolve collagen, a property wich opens up new perspectives in diseases such as sclerodermia. The pharmacological properties of DMSO alone or in combination with other drugs are illustrated with reference to clinical experiments. The results establish the indication for such a local percutaneous therapy in the case of arterial, venous, and lymphatic disorders of the limbs. Finally, the problem of possible side effects is discussed.

Perkutane Therapie venöser Beinleiden mit Dolobene-Gel

A. FLORIAN

Einleitung

Die variösen Erkrankungen der Beine und die daraus entstehenden Komplikationen beschäftigen den Praktiker, den Kliniker sowie den theoretischen Wissenschaftler in gleicher Weise. Die Häufigkeit von Venenerkrankungen ist in ständiger Zunahme begriffen. Ihre Zahl übersteigt inzwischen die rheumatischen Erkrankungen sowie die Erkrankungen des Herz-Kreislauf-Systems. Man schätzt, daß ca. 7% der Gesamtpopulation Varizenträger sind.

In der phlebologischen Praxis müssen häufig die als Folge von variösen Venenveränderungen auftretenden Komplikationen behandelt werden. Dazu gehören die Thrombophlebitis, die oberflächliche Thrombose und die Phlebitis infolge einer Stauung. Lokale Störungen der Mikrozirkulation führen zu einer Hypoxie des Gewebes und zur Freisetzung von Gerinnungsfaktoren. Durch die Anheftung von Thrombozyten an der Venenwand entstehen eine Reihe von vaskulären Syndromen, die Anlaß für chronische Gewebeveränderungen sind.

Im Rahmen einer offenen, unkontrollierten Studie haben wir 44 Patienten, die an akuten oder chronischen venösen Erkrankungen litten, einer konservativen Behandlung mit einem DMSO-Heparin-Dexpanthenol-Gel[1] unterzogen. 30 der Patienten waren Frauen und 14 Männer.

Anwendungsweise

Dolobene-Gel wurde 2mal täglich, morgens und abends, auf die erkrankten Hautbezirke aufgetragen. In Fällen, in denen es erforderlich schien, eine ausgeprägte venöse Läsion auch mechanisch zu beeinflussen, wurde eine zusätzliche Kompressionsbehandlung mit einer elastischen Binde oder mit einer Schaumgummikompresse vorgenommen. Die Behandlung wurde in unserer Klinik begonnen und von dem Patienten anschließend i. allg. über einen Zeitraum von 4–16 Tagen zu Hause weitergeführt. Tabelle 1 zeigt die Altersverteilung unseres Krankengutes. Die am häufigsten betroffene Altersgruppe war die der 40- bis 50jährigen. Eine Zusammenstellung der Diagnosen zeigt Tabelle 2.

---

1 Dolobene-Gel

Tabelle 1. Altersverteilung der Patienten

	Männlich	Weiblich	Zusammen
0–20 Jahre	–	3	3
20–30 Jahre	1	10	11
30–40 Jahre	4	6	10
40–50 Jahre	6	5	11
über 50 Jahre	3	6	9
Gesamt	14	30	44

Tabelle 2. Zusammenstellung der Diagnosen

Syndrome	Männlich	Weiblich	Zusammen
Spontane Phlebitis	2	2	4
Postoperative Phlebitis	1	3	4
Phlebitis nach Verödung	1	3	4
Knotenartige Verhärtungen	2	1	3
Einfache Periphlebitis	2	2	4
Eitrige Periphlebitis	–	2	2
Chronische Ödeme	–	5	5
Oberflächennahe Entzündungen	4	4	8
Hämatome, Trauma	2	8	10
Gesamt	14	30	44

Auswertung der Ergebnisse

Zur Objektivierung unserer Befunde wurden folgende Parameter herangezogen:

Beurteilung durch den Arzt

- Abklingen von Schmerz, Entzündungs- und Stauungssymptomen
- Rückbildung von Infiltraten oder Indurationen
- Resorption von Hämatomen und Rückbildung des Glieddurchmessers
- Normalisierung der Hautfärbung und Elastitzität des Narbengewebes.

Beurteilung durch den Patienten

- Nachlassen von Schmerz-, Spannungs- und Schweregefühl
- Rückbildung der Entzündungssymptome
- Besserung des Geh- und Stehvermögens sowie der Schlafstörungen.

Das Therapieergebnis wurde unter Anlegung strenger Maßstäbe, nach einem festen Bewertungsschema, ermittelt. Die Behandlung wurde als sehr gut beurteilt, wenn 4–5 Parameter deutlich beeinflußt wurden. Bei gutem Erfolg wurden 3–4 Parameter beeinflußt. Die Besserung von nur 2–3 Parametern wurde als zufriedenstellend, von nur 1–2 Parametern als erfolglos beurteilt.

Ergebnisse

In ca. 70% der Fälle waren die Ergebnisse der Behandlung mit Dolobene-Gel als sehr gut bis gut zu bezeichnen. Die sehr komplexen, entzündlichen Venensyndrome konnten mit dieser konservativen Behandlung beherrscht werden (Abb. 1).

Das sehr gute oder gute Therapieresultat bei 31 von insgesamt 44 Patienten ist als ausgesprochener Erfolg der Behandlung mit Dolobene-Gel zu werten. Das Präparat zeichnet sich durch gute Resorptionseigenschaften, hervorragende Verträglichkeit und zuverlässige antiphlogistische und analgetische Wirkung aus.

Die Wirkung der Behandlung hinsichtlich der subjektiven Symptome, bei Schmerzen und Schweregefühl in den Beinen, war für die Patienten beeindruckend. Ebenso deutlich war jedoch auch die Besserung der objektiven Parameter wie Schmerzintensität, Schwellung und Indurationen verifizierbar.

Die Verträglichkeit des Präparates war ausgezeichnet. Nebenwirkungen wurden, mit Ausnahme von vorübergehendem, leichten Brennen und Juckreiz in 2 Fällen, nicht beobachtet. Diese Symptome verschwanden nach 1–2 h.

Trotz der, mit einer erhöhten Sensibilisierungsbereitschaft verbundenen, heißen und feuchten Klimaverhältnisse in Israel war unter dieser Therapie in keinem Falle eine schwere Hautunverträglichkeit festzustellen. Die Verträglichkeit war selbst bei Patienten mit Allergieanamnese ausgezeichnet.

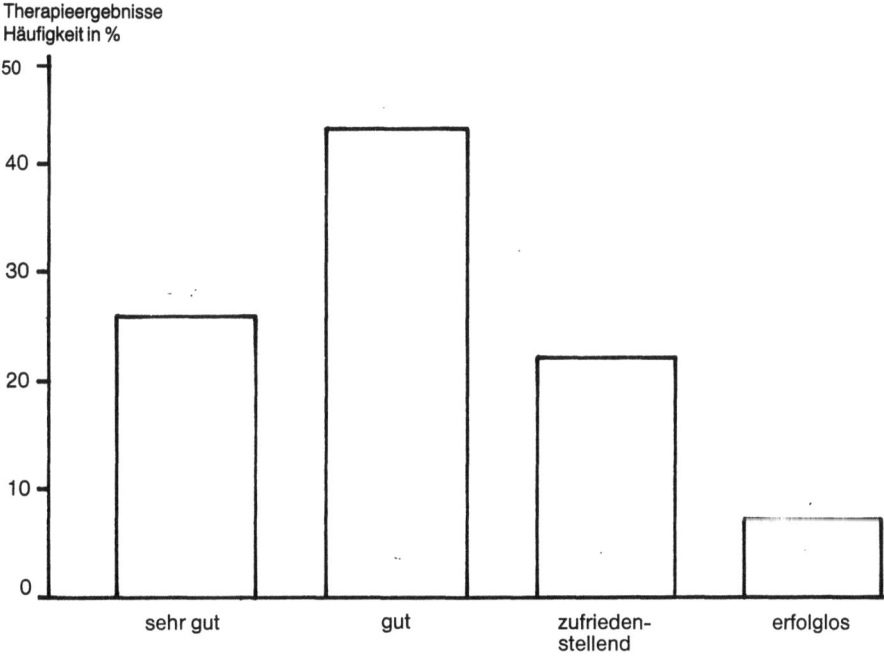

Abb. 1. Ergebnisse der Behandlung entzündlicher venöser Erkrankungen mit Dolobene-Gel

Diskussion

Unsere Erfahrungen mit der Therapie entzündlicher venöser Erkrankungen mit Dolobene-Gel zeigen, daß dieses Präparat vermutlich aufgrund der Kombination von DMSO mit Heparin ausgezeichnet wirksam ist.

Bei unseren Untersuchungen und Behandlungen fanden wir die antiphlogistischen und antiödematösen Eigenschaften von DMSO bei posttraumatischen Prozessen und bei akuten Phlebopathien bestätigt. Die verletzten oder entzündeten Gewebe zeigten eine wesentliche Schmerzerleichterung, die 5–6 h anhielt. Bei Wiederkehr des Schmerzes war seine Intensität bedeutend geringer. Diese Eigenschaften von DMSO wurden bereits von Jacob u. Herschler (1964) experimentell untersucht. Weiterhin beobachteten diese Autoren, daß DMSO die Permeation von Heparin wesentlich beschleunigt.

Heparin hat durch die Hemmung der Proteolyse und der Hyaluronidase eine wichtige Funktion für das Bindegewebe. Es verbessert die Mikrozirkulation und beschleunigt den Rückgang von entzündlichen oder traumatischen Ödemen.

Heparin weist außerdem blutgerinnungs- und entzündungshemmende Wirkungen auf. In unseren Untersuchungen konnten wir mit Hilfe der Doppler-Methode eine Rekanalisation obliterierter Gefäße feststellen (Florian 1981).

Die Applikation des Präparates Dolobene-Gel zeigte eine ausgeprägte vasodilatatorische Wirkung, wie anhand der Hautthermometrie festzustellen war. Die Hauttemperatur war nach Auftragen von Dolobene-Gel um 0,5–1,5°C erhöht.

Die Zugabe von Dexpanthenol in Dolobene-Gel erwies sich insbesondere bei entzündlichen venösen Erkrankungen als vorteilhaft. Dexpanthenol hat eine spezifische dermatrope Wirkung und besitzt einen guten Epithelisierungs- und Granulationseffekt.

Zusammenfassung

Bei insgesamt 44 Patienten mit entzündlichen venösen Erkrankungen wurde das Präparat Dolobene-Gel im Rahmen einer offenen Studie getestet.

Schmerzen, entzündliche Schwellungen, Gewebeinfiltrate sowie Bewegungseinschränkungen bildeten sich in der Mehrzahl der Fälle rasch zurück.

Das Präparat zeichnet sich durch folgende Eigenschaften aus:
– optimale Verträglichkeit und breiter Indikationsbereich
– angenehm kühlende Wirkung
– schnelles Eindringen in die Haut
– schnelle Rückbildung von Ödemen und Hämatomen
– Nachlassen von Schwere- und Spannungsgefühl
– Rückbildung von oberflächlichen Entzündungsprozessen.

Summary

Vascular diseases are one of the most frequent causes of morbidity worldwide. Peripheral vascular diseases, in particular, play an important role in pathology.

Conservative treatment available for these diseases includes medication with vaso-constrictor, vasodilator, and anticoagulant agents.

In a new therapeutic approach we have tested DMSO in combination with heparin in different venous disorders. In earlier studies DMSO has been described as an anti-inflammatory, analgesic, and vasodilator agent. It has also been found to act as a vehicle for other pharmacological agents, an effect which is thought to support the antithrombotic action of heparin in deeper skin layers.

Our study included 44 cases of spontaneous and postoperative phlebitis, periphlebitis, phlebitis following shrinking, chronic edema, hematoma, and traumatic injuries. Different objective and subjective criteria were used for the final evaluation of efficiency of treatment. Results were considered to be "good" when three or four of seven parameters had improved, and "very good" when there was improvement in four or five parameters. "Good" and "very good" results were obtained in 31 cases, or 75% of the total study population.

Literatur

Florian A (1981) Heparin geht unter die Haut. Ärztlich. Prax. (Nov.): 3259–3260

Jacob SW, Bishel M, Herschler R (1964) Dimethyl Sulfoxide (DMSO): A new concept in pharmaco-therapy. Curr Ther Res 6: 134

Dolobene-Gel in der Klinik
bei verschiedenen Venenerkrankungen

H. KOPP

Vorgetragen durch M. HERSCHEL

Einleitung

Dolobene-Gel enthält neben hochdosiertem Heparin und Dexpanthenol das Dimethylsulfoxid (DMSO), welches die Permeation von exogen applizierten Substanzen durch die Haut erleichtert. Neben der Trägerfunktion wirkt DMSO analgetisch und antiphlogistisch.

In verschiedenen offenen Studien (Speders u. Sosna 1984; s. auch Beitrag Kleine, S. 84) konnte die ausgezeichnete Wirksamkeit und Verträglichkeit von Dolobene-Gel bei thrombophlebitisgefährdeten Patienten gezeigt werden.

Bei einer weiteren Gruppe von Patienten, die wegen anderer Grunderkrankungen oder wegen Varizenoperation, Varizenverödung oder akuter Thrombophlebitis hospitalisiert waren, waren ebenfalls in einer offenen, nicht kontrollierten Studie Wirksamkeit und Verträglichkeit von Dolobene-Gel zu beurteilen.

Patienten und Methoden

In die Prüfung sollten Patienten aufgenommen werden, die sich einer Varizenoperation unterzogen hatten, bei denen eine Varizenverödung vorgenommen wurde oder bei denen eine akute Thrombophlebitis vorlag. Patienten mit Kontraindikationen für Dolobene-Gel (allergische Disposition, Asthma, Schwangerschaft und Stillzeit, Kinder unter 5 Jahren, Patienten mit schweren Leber- und Nierenfunktionsstörungen, Lupus erythematodes und Patienten mit offenen Wunden, mit vorgeschädigter oder ekzematös veränderter Haut) durften nicht in die Prüfung aufgenommen werden.

Das Untersuchungsschema zeigt Abb. 1.

Die Patienten sollten Dolobene-Gel 3mal täglich auf die betroffenen Hautbezirke auftragen. Bei Beginn der Behandlung wurden die folgenden Befunde erhoben und in 4 Stufen (schwer, mittelgradig, leicht, nicht vorhanden) eingeteilt:
– Druckschmerz
– Spontanschmerz
– Bewegungsschmerz
– Rötung, Ödem
– Gehfunktion

Therapie	Termin (Tag)	Dolobene-Gel, 3× täglich auf betroffene Hautareale auftragen																														
		0*	1	2	3	4	5	6	7	8	9	10	11	12	13	14	15	16	17	18	19	20	21	22	23	24	25	26	27	28	29	30	31
Anamnese		X																																
Ein-/Ausschluß-Kriterien		X																																
Klinische Symptomatik		X	X	X	X							X								X							X							X
Nebenwirkungen			X	X	X							X								X							X							X
Hämatomgröße		X	X									X																						
Abschlußurteil																																		X

* vor Beginn der Therapie mit Dolobene-Gel

Abb. 1. Untersuchungsschema

Tabelle 1. Altersverteilung

Altersklasse (Jahre)	Anzahl Patienten	[%]
< 20	1	2,9
21–30	3	8,8
31–40	3	8,8
41–50	8	23,5
51–60	2	5,9
61–70	8	23,5
71–80	8	23,5
> 80	1	2,9
Gesamt	34	~100

Zusätzlich wurden Größe und Intensität des Hämatoms (Fläche = Breite · Länge), Ziehen entlang des Krampfaderstrangs (ja/nein) und postoperative Komplikationen, z. B. Induration (ja/nein), dokumentiert. Diese Parameter wurden nach 1, 2, 3, 10, 17, 24 und 31 Tagen nach Beginn der Behandlung kontrolliert. Bei Behandlungsende gaben Arzt und Patient unabhängig eine abschließende Beurteilung zur Wirksamkeit und Verträglichkeit ab (sehr gut – gut – mäßig).
Bei der statischen Auswertung wurden lediglich deskriptive Methoden (Verteilungen, Verläufe, Lage und Streuungsparameter) herangezogen.

Ergebnisse

Von 41 Patienten, die an der Prüfung teilnahmen, konnten 34 (14 Männer, 20 Frauen) in die Auswertung einbezogen werden; von der Auswertung ausgeschlossen wurden aufgrund einer Begleitbehandlung mit Thrombozytenaggregationshemmern 2 Patienten, aufgrund einer Begleitbehandlung mit Antivarikosa 3 Patienten, aufgrund einer Begleitbehandlung mit Antikoagulantien ein Patient. Ein Patient verstarb während der Prüfung an einem Prostatakarzinom im Terminalstadium.

Tabelle 1 zeigt die Altersverteilung.
Der Altersdurchschnitt lag bei 54 Jahren, bei Männern bei 62, bei Frauen bei 49 Jahren. Bei 7 Patienten lag eine Varizenverödung, bei einem Patient ein Zustand nach Varizenoperation und bei 24 Patienten eine akute Thrombophlebitis vor; ein Zustand nach Varizenoperation und Varizenverödung lag gemeinsam bei einem Patienten, ein Zustand nach Varizenverödung und eine akute Thrombophlebitis bei einem weiteren Patient vor.
Die Lokalisation dieser Venenerkrankungen war in mehr als der Hälfte der Fälle im Unterschenkel oder Oberschenkel gelegen. Die oberen Extremitäten waren 6mal betroffen. Thrombophlebitiden waren bei 13 Patienten früher schon einmal vorgekommen. Varizen waren bei 19 Patienten schon seit Jahren bekannt.
Bei 4 der 34 Patienten wurde eine Vorbehandlung durchgeführt, davon in 2 Fällen lokal und in 2 Fällen systemisch. Eine Begleitbehandlung wurde bei 2 Patienten vor und eine Begleitbehandlung bei einem Patienten während der Behandlung durchgeführt.

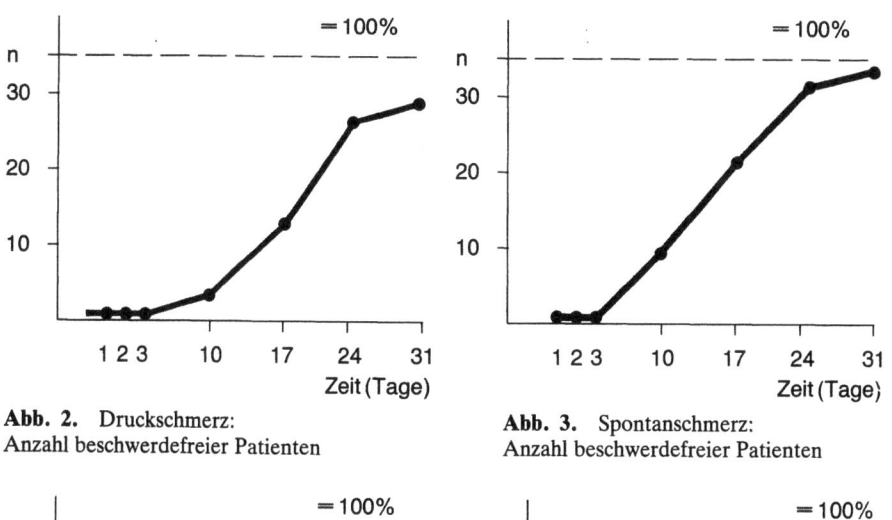

Abb. 2. Druckschmerz:
Anzahl beschwerdefreier Patienten

Abb. 3. Spontanschmerz:
Anzahl beschwerdefreier Patienten

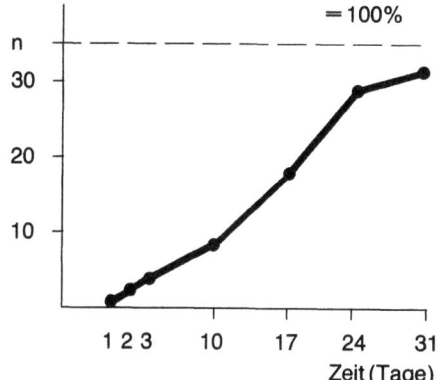

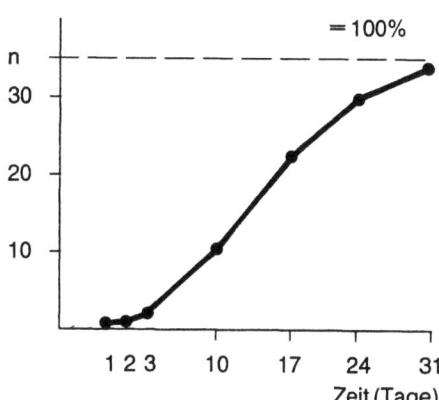

Abb. 4. Bewegungsschmerz:
Anzahl beschwerdefreier Patienten

Abb. 5. Rötung:
Anzahl beschwerdefreier Patienten

Wirksamkeit

Druckschmerz: 29 Patienten litten bei Behandlungsbeginn unter schwerem, 4 unter mittelgradigem, einer unter leichtem Druckschmerz. Bei Behandlungsende waren alle Patienten beschwerdefrei oder gebessert (Abb. 2).

Spontanschmerz: 25 der 34 Patienten litten bei Behandlungsbeginn unter schwerem, 8 unter mittelgradigem, einer unter leichtem Spontanschmerz. Bei Ende der Behandlung waren alle Patienten gebessert oder beschwerdefrei (Abb. 3).

Bewegungsschmerz: 25 Patienten klagten über schweren, 6 über mittelgradigen und 3 über leichten Bewegungsschmerz; nach 31 Tagen war das Symptom bei allen Patienten gebessert oder nicht mehr vorhanden. Der mittlere Schweregrad war von 2,7 auf 0,1 gesunken (Abb. 4).

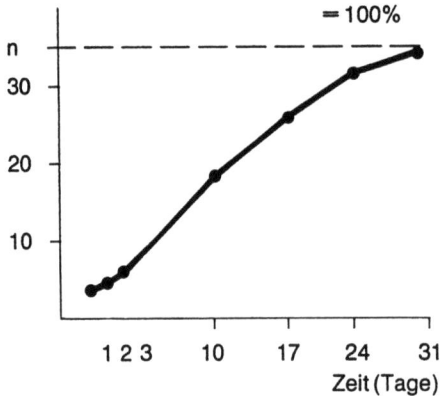

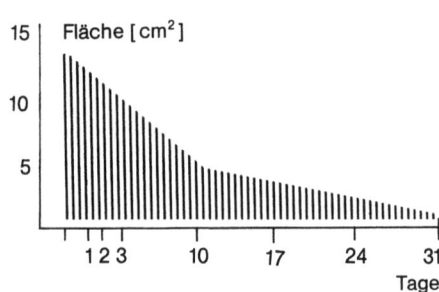

Abb. 6. Ödem: Anzahl beschwerdefreier
Patienten

Abb. 7. Hämatomfläche
(Fläche = Länge · Breite)

Rötung: Bei Behandlungsbeginn war bei 26 Patienten die Rötung schwer, bei 6 mittelgradig, bei 2 Patienten leicht ausgeprägt. Bei Ende der Behandlung war die Rötung bei 33 Patienten nicht mehr vorhanden, in einem Fall noch leicht ausgeprägt (Abb. 5).

Ödem: Zu Behandlungsbeginn hatten 16 Patienten ein schweres, 7 ein mittelgradiges und 7 ein leichtes Ödem. Bei Behandlungsende waren alle Patienten gebessert oder beschwerdefrei (Abb. 6).

Gehfunktion: 13 der 34 Patienten hatten zu Behandlungsbeginn eine sehr eingeschränkte, 7 eine mäßige und 6 eine leicht behinderte Gehfunktion. Bei Ende der Behandlung waren alle Patienten beschwerdefrei oder gebessert.

Ziehen im Bereich des Krampfaderstranges: 34 Patienten gaben zu Beginn der Behandlung ein Ziehen im Bereich des Krampfaderstranges vor, bei Ende der Behandlung waren 33 Patienten symptomfrei und bei einem Patienten war der Zustand unverändert.

Hämatom: Die durchschnittliche Hämatomfläche nahm von 13,2 cm^2 nach 10 Tagen über 4,3 cm^2 bis zu Behandlungsende auf 1,6 cm^2 ab (Abb. 7).

Entzündliche Induration: Die bei allen Patienten anfangs vorhandene entzündliche Induration war bis auf einen Patienten bei Ende der Behandlung verschwunden.

Verträglichkeit: 28 der Patienten beurteilten die Verträglichkeit als sehr gut, 5 als gut und einer als mäßig.

Zusatzparameter: Die Patienten trugen anfangs das Gel 3,1mal pro Tag, nach 10 Tagen 3mal und bei Behandlungsende 2,8mal pro Tag auf. Die durchschnittliche Schmerzlinderung wurde anfangs 3,3 h, nach 10 Tagen 6,3 h und bei Behandlungsende 7,6 h lang erlebt.

Diskussion

Die Ergebnisse dieser offenen, nicht kontrollierten Pilotstudie zeigen, daß Dolobene-Gel über die hämatomresorbierende Wirkung hinaus durch das analgetisch und antiphlogistisch wirksame DMSO eine rasche und, was die durchschnittliche Schmerzfreiheit angeht, ausreichende Schmerzbefreiung ermöglicht. Neben diesen subjektiven Parametern sind auch objektivierbare Parameter wie Rötung und Ödem durch Dolobene-Gel beeinflußt worden.

Zusammenfassung

In einer offenen, nicht kontrollierten klinischen Prüfung wurden Wirksamkeit und Verträglichkeit von Dolobene-Gel bei 41 Patienten mit Zustand nach Varizenentfernung, Varizenverödung oder akuter Thrombophlebitis untersucht. In die Auswertung konnten 34 Patienten einbezogen werden. Die Studie dauerte pro Patient 31 Tage, bei Behandlungsende waren alle Patienten gebessert oder beschwerdefrei, wenn die Angaben zu Druck-, Spontan- und Bewegungsschmerz, Rötung, Ödem und Gehfähigkeit herangezogen wurden. Außer einem Patienten, der an den Folgen eines Prostatakarzinoms starb, wurde die Prüfung bei keinem Patienten abgebrochen. Über unerwünschte Arzneimittelwirkungen wurde nicht berichtet. Sowohl Wirksamkeit als auch Verträglichkeit wurden von mehr als 90% der Patienten als gut oder sehr gut bezeichnet, dem entsprach das Urteil des behandelnden Arztes.

Summary

In an open, noncontrolled clinical trial 41 patients with various venous disorders were treated with Dolobene Gel. The results recoreded in 34 patients were evaluable. The duration of treatment was up to 31 days. All patients experienced good or very good results and no side effects were noted.

Literatur

Speders S, Sosna J (1984) Wirksamkeit und Verträglichkeit von Dolobene Gel bei Varikosis. Therapiewoche 34: 5887–5892

Die Behandlung oberflächlicher Thrombophlebitiden nach peripherem Venenkatheter mit einem Heparin- und Dimethylsulfoxid (DMSO)-haltigen Gel

M.-W. KLEINE

Einleitung

Nach den Ergebnissen der „Tübinger Studie" (Fischer) aus dem Jahr 1979 leidet jeder achte Bundesbürger (also ca. 5,3 Millionen Menschen) an einer fortgeschrittenen venösen Insuffizienz. Eine der möglichen und relativ häufigen Komplikationen venöser Erkrankungen sind oberflächliche Thrombophlebitiden. Deren optimale Therapie ist daher nicht nur eine allgemeinmedizinische, sondern auch eine volkswirtschaftliche Forderung ersten Ranges.

Die Behandlung oberflächlicher Thrombophlebitiden ist eine Domäne der ambulanten Therapie. Erfahrungsgemäß wird die Basistherapie mit komprimierenden Verbänden oder Strümpfen allein vom Patienten nicht besonders gut angenommen und daher rascher und häufiger abgebrochen als eine medikamentöse Behandlung. Daher sind Kompression und Arzneimittel nur als einander ergänzende Maßnahmen bei der Behandlung von Venenerkrankungen zu betrachten (Fischer 1981). Es kommt also darauf an, Arzt und Patient ein Medikament in die Hand zu geben, das einerseits eine genügende therapeutische Sicherheit bietet, andererseits aber auch wirklich ambulant einsetzbar ist.

Untersuchungen an Patienten mit venösen Beinleiden sind allerdings nicht unproblematisch. Etwa zwei Drittel aller Patienten mit Stauungsdermatitis oder Ulcus cruris haben sich gegen vorher angewandte lokale Medikamente sensibilisiert (Breit 1982). Als Untersuchungsmodell bietet sich deshalb die oberflächliche Thrombophlebitis nach Venenkatheter an. Diese unerwünschte Nebenwirkung tritt nach wenigen Tagen im Rahmen einer Infusionstherapie in periphere Venen bei relativ vielen Patienten auf. Das Patientenkollektiv kann so ausgewählt werden, daß keine anderen venösen Begleiterkrankungen vorliegen. Es besteht dann keine große Gefahr, auf einen gegen Lokaltherapeutika sensibilisierten Patienten zu treffen.

Die in der Klinik üblicherweise geübte Standardtherapie besteht aus Umschlägen mit verdünntem Alkohol und/oder aus Heparinsalbeneinreibungen. Diese Therapieform ist für den Patienten eher unangenehm, da durch den Alkohol häufig Hautreizungen auftreten und der Umschlag ständig durchfeuchtet werden muß. Bei unruhigen oder cerebralinsuffizienten Patienten ist damit zudem eine große Belastung des Pflegepersonals verbunden. Heparinhaltige Externa alleine führen nicht schnell genug zum gewünschten Erfolg. Außerdem sind sie umstritten. An der Penetration relevanter Heparinmengen in das Gewebe bestehen erhebliche Zweifel, denn ein naturwissenschaftlich exakter Nachweis ist außerordentlich schwierig. Zusätzlich müssen wegen der erheblichen Schmerzen oft Analgetika gegeben werden.

Wir untersuchten daraufhin die Wirkung eines heparinhaltigen Gels, das als zweiten Wirkstoff noch Dimethylsulfoxid (DMSO) in 15%iger Konzentration enthält. DMSO besitzt selber eine gute antiphlogistische (Kappert 1973) und analgetische (Herschler u. Jacob 1980) Wirkung. Zudem hat es aber auch eine Carrierfunktion (Jacob et al. 1964). Es erhöht den Anteil und die Geschwindigkeit der penetrierenden Heparinmoleküle so, daß therapeutisch relevante Konzentrationen im Gewebe aufgebaut werden (Jacob et al. 1964). Heparin wird hier nicht wegen seines Einflusses auf die Blutgerinnung eingesetzt. Dazu sind die erreichten Konzentrationen zu gering. Vielmehr wird der antiphlogistische Effekt des Heparins ausgenutzt (Mutschler 1981, Stüttgen 1982).

Ziel der Untersuchung war es, bei Patienten mit oberflächlicher Thrombophlebitis nach Venenkatheter die Wirkung dieser Wirkstoffkombination bei siebentägiger Anwendung auf die Parameter Entzündung und Schmerzen und seine Verträglichkeit zu prüfen.

Patienten und Methodik

In die Untersuchung wurden Patienten aufgenommen, die eine oberflächliche Thrombophlebitis nach peripherem Venenkatheter zeigten. Die Diagnose wurde bei Vorliegen der klinischen Symptome lokale Rötung, Druck- und/oder Ruheschmerz und Induration gestellt. Die Ausschlußkriterien waren: Allergieanamnese, Asthma, Schwangerschaft, Stillzeit, Alter unter 5 Jahren, schwere Leber- oder Nierenfunktionsstörungen, Lupus erythematodes, offene Wunden, vorgeschädigte oder ekzematös veränderte Haut.

Die Heparin-DMSO Kombination wurde in Form eines Gels, das zusätzlich noch Isopropanol enthält, appliziert. Die Patienten wurden angewiesen, das Gel 3mal täglich auf die Haut des entzündeten Bereiches und die nähere Umgebung aufzutragen und dünn zu verteilen. Eine weitere Therapie der Grunderkrankung war selbstverständlich erlaubt. Sie mußte jedoch dokumentiert werden und durfte keine Antiphlogistika enthalten. Während des Untersuchungszeitraums war keine andere lokale Therapie der Thrombophlebitis erlaubt. Mußten Verbände angelegt werden, wurde, um toxische Hautreaktionen zu vermeiden, darauf geachtet, daß das Gel vorher vollständig in die Haut eingezogen und die Alkoholkomponente sicher verdunstet war.

Die folgenden Parameter wurden vor Beginn der Behandlung und an jedem der darauffolgenden sieben Tage halbquantitativ erfaßt: Ruheschmerz, Druckschmerz, Rötung und Induration. Die Rektaltemperatur wurde täglich gemessen. Am 1., 3. und 7. Tag befragten wir die Patienten nach der Häufigkeit der Applikation und der Dauer der Schmerzfreiheit nach der Anwendung. Bei Abschluß der Therapie dokumentierten Arzt und Patient ihre Meinung zu Wirksamkeit und Verträglichkeit. Zusätzlich wurden mögliche Nebenwirkungen wie Hautrötung, Jucken, Geschmacks- oder Geruchsbelästigung gezielt erfragt (Tabelle 1).

Das durchschnittliche Alter der 38 Patienten, deren Daten auswertbar waren (27 männliche, 11 weibliche) betrug 48 Jahre. Der jüngste Patient war 22, der älteste 84 Jahre alt (Tabelle 2).

Tabelle 1. Untersuchungsschema

Tag	1	2	3	4	5	6	7
Ruheschmerz	×	×	×	×	×	×	×
Druckschmerz	×	×	×	×	×	×	×
Rötung	×	×	×	×	×	×	×
Induration	×	×	×	×	×	×	×
Nebenwirkungen	×	×	×	×	×	×	×
Rektale Temperatur	×	×	×	×	×	×	×
Dauer der Schmerzlinderung	×		×				×
Frequenz der Applikation	×		×				×
Beurteilung Arzt							×
Beurteilung Patient							×

Tabelle 2. Alters- und Geschlechtsverteilung der Patienten

Altersgruppe (Jahre)	Männer	Frauen	Gesamt
20–30	5	2	7
31–40	5	2	7
41–50	8	1	9
51–60	4	1	5
61–70	3	2	5
71–80	1	2	3
>80	1	1	2
Summe	27	11	38

Ruhe- und Druckschmerz wurden nach der folgenden Skala beurteilt:
0 = keine Beschwerden
1 = leichte, passagere Beschwerden
2 = mäßige Beschwerden
3 = starke Beschwerden
4 = sehr starke Beschwerden

Für die Klassifizierung der Rötung verwendeten wir die Einteilung:
0 = keine Rötung
1 = leichte Rötung
2 = mäßige Rötung
3 = starke Rötung
Bei der Begutachtung der Induration wurde nur zwischen vorhanden und nicht vorhanden unterschieden.

Ergebnisse

Bei keinem Patienten trat ein sehr starker *Ruheschmerz* auf. Schon nach dem 1. Tag gaben 59,5% eine Besserung an oder waren bereits beschwerdefrei. Der Effekt war um so ausgeprägter, je größer die Schmerzen zu Beginn der Therapie waren. Am

4. Tag hatten 91,9% und am 6. Tag 100% der Patienten keine Ruheschmerzen mehr (Abb. 1).

Die Abnahme des *Druckschmerzes* zeigte einen ähnlichen Verlauf (Abb. 2). Zu Beginn der Untersuchung hatten 28,9% der Patienten sehr starke Beschwerden (Grad 4). Bereits am 4. Tag klagte keiner mehr über so starke Schmerzen und am 6. Tag waren 92,1% völlig beschwerdefrei.

Alle Patienten zeigten bei Untersuchungsbeginn eine *Rötung* des betroffenen Gebietes. Diese war bei 71,1% nach 4 Tagen und bei 94,7% nach 6 Tagen vollständig abgeklungen (Abb. 3).

Bei Untersuchungsbeginn hatten 24 Patienten eine strangförmige *Induration* im entzündeten Venenbereich. Bei konsequenter Therapie waren jedoch nach 7 Tagen 32 Patienten (= 84,2%) auch hinsichtlich dieses Untersuchungskriteriums wieder erscheinungsfrei.

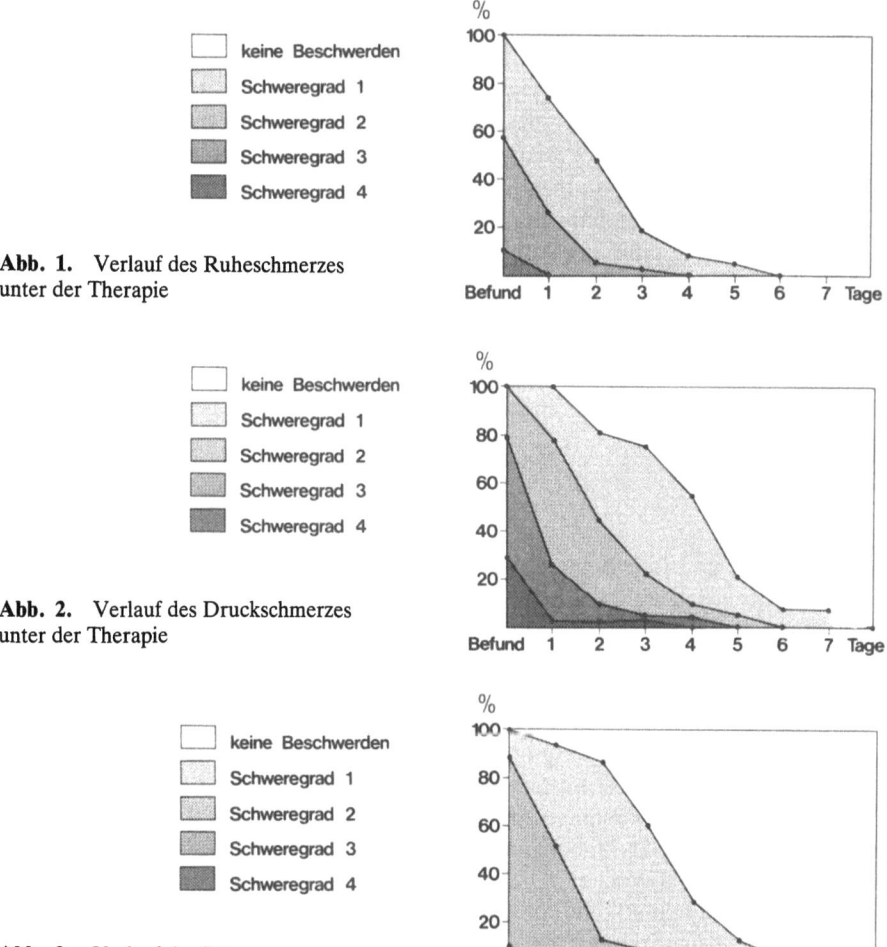

Abb. 1. Verlauf des Ruheschmerzes unter der Therapie

Abb. 2. Verlauf des Druckschmerzes unter der Therapie

Abb. 3. Verlauf der Rötung unter der Therapie

keine Beschwerden
Schweregrad 1
Schweregrad 2
Schweregrad 3
Schweregrad 4

Tabelle 3. Beurteilung der Therapie durch Patient und Arzt

	Patienten		Arzt	
Urteil	Wirkung/Verträglichkeit		Wirkung/Verträglichkeit	
Sehr gut	22	36	23	35
Gut	14	2	14	3
Befriedigend	2	0	1	0
Schlecht	0	0	0	0

Die durchschnittliche *Schmerzfreiheit* nach Gel-Applikation betrug zu Anfang der Untersuchung etwa 4 h. Das schmerzfreie Intervall verlängerte sich aber rasch (Abb. 1).

Die *rektale Temperatur* war bei Therapiebeginn mit einem Durchschnittswert von 37,3°C leicht erhöht. Bei Untersuchungsende war der Durchschnittswert der Temperatur 36,9°C. Da die hier untersuchten Thrombophlebitiden oberflächlich und sehr lokalisiert waren, rechneten wir nicht mit einer relevanten Temperaturerhöhung. Die Ergebnisse bestätigen das.

Die *subjektive Beurteilung* dieser Therapieform durch Patient und Arzt am Ende der Untersuchung war sehr positiv. Die Wirkung beurteilten 57,9% der Patienten mit sehr gut, 36,8% mit gut und 5,3% befriedigend. Die Verträglichkeit beurteilen 94,7% mit sehr gut und 5,3% mit gut. Der untersuchende Arzt beurteilte die Wirkung 23mal mit sehr gut, 14mal mit gut und 1mal mit befriedigend. Sein Urteil zur Verträglichkeit lautete 35mal (92,1%) sehr gut und 3mal (7,9%) gut (Tabelle 3).

Nur ein Patient hat *unerwünschte Nebenwirkungen* angegeben. Bei ihm trat einmal ein leichtes Jucken im Bereich der Entzündung auf, das ihn wohl mehr irritierte als störte. Es sistierte spontan nach etwa einer Stunde und trat trotz Fortführung der Therapie nicht mehr auf.

In keinem Fall mußte die Therapie *abgebrochen* werden.

Diskussion

Venöse Leiden und ihre Begleiterkrankungen sind echte Volkskrankheiten. Eine wirkungsvolle, gleichzeitig aber auch einfache Therapie ist daher eine aktuelle Forderung.

Eine der möglichen Komplikationen venöser Erkrankungen ist die Thrombose. Zu ihr kommt es, wie Virchow 1856 definierte, bei Vorliegen der klassischen Triade: Verletzung der Gefäßwand, Veränderungen im Bereich der Koagulationsbedingungen und Verringerung der Strömungsgeschwindigkeit (Allgöwer 1973). Diese Faktoren liegen alle bei der Infusionstherapie in periphere Venen vor, so daß nach wenigen Tagen bei relativ vielen Patienten eine Thrombophlebitis des jeweiligen Arms auftritt (Rantakallio et al. 1965). Unbehandelt beträgt der Krankheitsverlauf erfahrungsgemäß zwischen 2 und 3 Wochen. Die in der Klinik geübte lokale Standardtherapie ist eine Kombination von Alkoholumschlägen und Heparinsalbeneinreibungen (Matanic 1963), eine zwar wirkungsvolle, aber für die Patienten wie für das Pflegepersonal nicht besonders angenehme Therapieform. Zusätzlich werden häufig noch Analgetika gegeben, da Venenentzündungen oft einen ausgesprochen großen Ruhe- und Druckschmerz zeigen.

Untersuchungen an Patienten mit venösen Beinleiden werfen aber gerade auf dem Allergiesektor diverse Probleme auf. Es besteht die große Gefahr, daß sich der Patient gegen vorher angewandte lokale Therapeutika sensibilisiert hat (Bandmann u. Kleine 1984). Diese Möglichkeit ist bei Patienten mit Thrombophlebitiden nach peripherem Venenkatheter weitgehend ausschaltbar. Sie eignen sich daher besonders gut für Untersuchungen neuer Therapiekonzepte. Diese Form der lokalisierten Thrombophlebitis hat gewissermaßen Modellcharakter, da hier Untersuchungen an einem sehr homogenen Patientenkollektiv durchgeführt werden können.

Wir untersuchten daher in einer prospektiven, nicht kontrollierten Studie Wirksamkeit und Verträglichkeit eines Externums, das Heparin und Dimethylsulfoxid (DMSO) in einer isopropanolhaltigen Gelgrundlage enthält.

Heparin wurde 1916 von McLean entdeckt und ist ein polyanionisches Polysaccharid mit einem Molekulargewicht von 6000–20000 (Ehrlich u. Stivala 1973). Es enthält Carboxylgruppen und Sulfatreste, die es zu einer der stärksten im menschlichen Organismus vorkommenden Säuren machen. In der Substanz folgt abwechselnd auf ein Molekül Glucuronsäure ein Molekül Glucosamin, die beide partiell sulfatiert sind. Die Zahl der Schwefelsäurereste pro Molekül und deren Stellung ist unterschiedlich (Mutschler 1981). Systemisch verhindert Heparin die Blutgerinnung durch Angriff an verschiedenen Stellen des Gerinnungssystems. Topisch angewendet ist die Heparin-Permeation an die applizierte Dosis und die Intaktheit der Hornschicht gebunden (Stüttgen 1982). Extern angewendet hat Heparin vor allem einen antiödematösen (Tronnier 1973) und antiphlogistischen (Stüttgen 1982) Effekt.

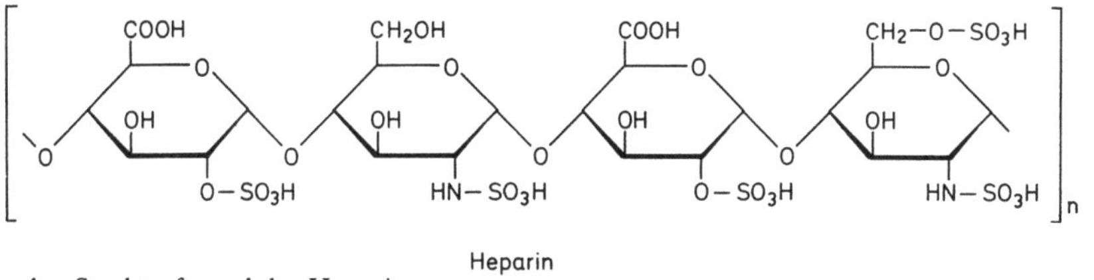

Heparin

Abb. 4. Strukturformel des Heparins

In der Permeation in die Haut liegt aber die große Schwierigkeit. Seit Jahren besteht die Diskussion, ob ein so großes und kompliziertes Molekül wie das Heparin durch die intakte Haut überhaupt eindringen und im darunterliegenden Gewebe relevante Konzentrationen aufbauen kann. Diese Diskussion ist zweifelsohne noch nicht abgeschlossen.

Das Dimethylsulfid (DMSO), die andere in dem untersuchten Gel enthaltene Substanz, war Mitte der sechziger Jahre als „Wunderheilmittel" durch die westliche Presse gegangen und dementsprechend in seriösen Kreisen erst mal in Verruf geraten (Berger u. Hauthal 1971). Der russische Chemiker Alexander Saytzeff entdeckte diese Substanz 1866 (Brown 1982). Erst in den fünfziger Jahren unseres Jahrhunderts erwachte das Interesse an DMSO erneut und es wurde als Lösungsmittel für Kunststoffe und als Gefrierschutzmittel eingesetzt. Stanley W. Jacob publizierte 1964 die ersten Untersuchungen mit DMSO am Menschen (Jacob et al. 1964). Mittlerweile gibt es einige tausend Veröffentlichungen zu dieser Substanz, die aufgrund ihrer Vielseitigkeit immer wieder Forscher zu neuen Untersuchungen anregt. Es hat lokalanästhetische und antiphlogistische Eigenschaften (und viele andere mehr, von diuretischen bis zu sedierenden). Außerdem wirkt DMSO als hochpotenter Resorptionsvermittler für viele Stoffe. Es durchdringt biologische Membranen und somit auch die intakte Haut innerhalb kürzester Zeit und wirkt dabei als Carrier für andere Stoffe (Berger und Hauthal 1971). Seine analgetische Wirkung beruht auf einer temporären Nervenblockade (Sams 1967). Die Blockierung von entzündungsfördernden Enzymen aus den Lysosomen ist wohl der Grund für den antiödematösen und antiinflammatorischen Effekt (Kappert 1973).

Die Kombination von Heparin und DMSO ist also eine logische und seit Jahren in der Sportmedizin bewährte Therapieform (Talsky 1982). Auch bei venösen Beinleiden ist DMSO in verschiedenen Kombinationen eingesetzt worden. So z. B. mit Phenylbutazon und Prednisolon (Kappert 1973, Widmer et al. 1972).

Es war daher interessant, die Kombination von Heparin und DMSO auch bei einer phlebologischen Fragestellung einzusetzen und zu untersuchen, ob sich die beiden Hauptsubstanzen hinsichtlich ihrer therapeutischen Wirkung ergänzen.

Es ergaben sich ausgesprochen ermutigende Ergebnisse. Ruhe- und Druckschmerz wurden rasch gelindert. Auf die zusätzliche Gabe von Analgetika konnte verzichtet werden. Eine Patientin beschrieb die Wirkung des Gels als „einer Lokalanästhesie vergleichbar". Hier erwies sich auch das Isopropanol der Gelgrundlage als sehr angenehm. Durch sein Verdunsten erzeugte es eine von den Patienten als wohltuend und sofort lindernd geschilderte Kühle. Die Schmerzlinderung nach Gelapplikation hielt über Stunden an. Rötung und Induration wurden ebenfalls sehr positiv beeinflußt. Die Therapie wurde von Arzt und Patient gut angenommen und positiv bewertet.

Auch über die Verträglichkeit des Gels gab es keine Klagen. Es wurde sehr gut vertragen. Passagere, zu vernachlässigende Nebenwirkungen traten nur in einem Fall auf. Die Therapie mußte in keinem Fall abgebrochen werden. Es zeigte sich auch, daß der 15%ige Zusatz von DMSO keine Hautreizungen verursachte. Die Ursache liegt möglicherweise in der speziell entwickelten Gelgrundlage des für diese Untersuchung verwendeten Präparats.

Man kann daher sagen, daß durch die 3mal tägliche Applikation eines Heparin- und DMSO-haltigen Gels eine neue, für Arzt, Patient und Pflegepersonal angenehme und wirkungsvolle lokale Therapie der oberflächlichen Thrombophlebitis nach peripherem Venenkatheder vorliegt. Wieweit sich das Ergebnis dieser Studie auf venöse Leiden allgemein umsetzen läßt, müssen weitere Untersuchungen zeigen.

Summary

A frequent complication of infusion therapy given via peripheral veins is superficial thrombophlebitis. The present standard therapy with alcohol compresses and ointment embrocations is unsatisfactory for both patients and nursing staff.

In a prospective study the effect of a gel[1] containing heparin and dimethyl sulfoxide

---

1 Dolobene-Gel

(DMSO) were studied in 38 patients suffering from superficial thrombophlebitis. Changes in painful symptoms at rest and those resulting from pressure, and changes in erythema and induration were studied.

This therapy had positive effects on all these parameters. It was not neccessary to dispense additional analgesics. No relevant side effects were observed. This gel offers an effective new form of therapy superficial venous disorders.

Literatur

Allgöwer M (1973) Allgemeine und spezielle Chirurgie, 2. Aufl. Springer, Berlin Heidelberg New York

Bandmann HJ, Kleine MW (1984) Kontaktsensibilisierung durch Lokaltherapeutika bei Stauungs-dermatitis und Ulcus cruris. In: Enzyme helfen heilen. Knoll AG

Berger I, Hauthal H (1971) Dimethylsulfoxid in Medizin und Pharmakologie. In: Martin D, Hauthal H (Hrsg) Dimethylsulfoxid. Akademie, Berlin

Breit R (1972) Medikamentöse Kontaktallergie beim Ekzem und Geschwür des Unterschenkels. MMW 114: 22–27

Brown JH (1982) Dimethyl sulfoxide (DMSO) – a unique therapeutic entity. Aviat Space Environ Med 82: 82–88

Ehrlich J, Stivala SS (1973) Chemistry and pharmacology of heparin. J Pharm Sci 4 (62): 517

Fischer H (1981) Venenleiden. Eine repräsentative Studie in der Bundesrepublik Deutschland. Urban & Schwarzenberg, München Wien Baltimore

Herschler RJ, Jacob SW (1980) The case of dimethyl sulfoxide. In: Lasagna L (ed) Controversies in Therapeutic. Saunders, Philadelphia

Jacob WJ, Bischel M, Herschler RJ (1964) Dimethyl sulfoxide effects on the permeability of biologic membranes. Curr Ther Res 3 (6): 134

Kappert A (1973) Zur medikamentösen Behandlung akuter und chronischer Thrombophlebitiden der Gliedmaßen. Vasa 2 (2): 176

Matanic V (1963) Zur perkutanen Heparintherapie thrombophlebitischer Prozesse. Med Klin 34: 1377–1382

Mutschler E (1981) Arzneimittelwirkungen, 4. Aufl. Wissenschaftliche Verlagsgesellschaft, Stuttgart

Rantakallio P, Juntunen K, Kauste O (1965) Thrombophlebitisinhibiting effect of percutaneously applied heparinoid oinment during intravenous infusion. Ann Paediat Fenn 11: 186–189

Sams WM Jr (1967) The effects of dimethyl sulfoxide on nerve conduction. Ann NY Acad Sci 141: 242

Stüttgen G (1982) Zum Wirkungsspektrum epikutan verabreichter Heparin-Externa. Fortschr Med 22: 1067–1070

Talsky D (1982) Behandlung von Sportverletzungen (stumpfen Traumen) mit einem DMSO und Heparin enthaltenden Gel. Ther Woche 32: 6403–6408

Tronnier H (1973) The effect of organo-heparinoid on the absorption of exsudates. Clin Trails J 10 (3): 91–93

Widmer LK, Glaus L, Raps E (1972) Lokalbehandlung von Beinbeschwerden und chronisch-venöser Insuffizienz. Schweiz Rundschau Med 42: 1300–1304

IV. DMSO bei anderen Krankheitsbildern

DMSO und Kokain zur Oberflächenanästhesie der intakten Haut

F. R. Thron und R. E. Blessing

In der Hals-Nasen-Ohrenheilkunde gestaltet sich die Lokalanästhesie durch Infiltrationen oft schwierig und recht schmerzhaft. Die folgende Untersuchung befaßt sich daher mit dem Ergebnis einer Studie, in der DMSO in Kombination mit Kokain als Oberflächenanästhetikum bei Operationen im Hals-Nasen-Ohren-, Kopf- und Hals-Gebiet verwendet wurde.

Kokain wird seit langem als Lokalanästhetikum im Schleimhautbereich in der Hals-Nasen-Ohrenheilkunde und Augenheilkunde verwandt. Es hat gegenüber anderen Lokalanästhetika den wesentlichen Vorteil der Vasokonstriktion. Die verhornte Haut kann es jedoch ebensowenig durchdringen. Es lag daher nahe, sich die guten Penetrationseigenschaften des DMSO als Carrier für Kokain zunutze zu machen.

Die Anästhesie des sehr empfindlichen äußeren Gehörgangs ist problematisch. Üblicherweise wird durch mehrere, äußerst schmerzhafte Infiltrationen anästhesiert. Dies ist mitunter schmerzhafter als die Parazentese selbst. Dieser Eingriff erfordert daher bei sensiblen Patienten eine Vollnarkose, ein unverhältnismäßiger Aufwand, wenn man sich vergegenwärtigt, daß es sich lediglich um einen kleinen Schnitt in das Trommelfell handelt.

Die Infiltrationsanästhesie ist schmerzhaft, insbesondere im äußeren Gehörgang, der Ohrmuschel, der Nasenschleimhaut und der Mundschleimhaut. Darüber hinaus wird durch die Infiltration der Operationssitus strukturell verändert. Unter der Haut liegende kleine Tumoren sind dann nur schwer aufzufinden.

Demgegenüber bietet die perkutane Lokalanästhesie mit DMSO und Kokain folgende Vorteile:

1. schmerzlose Anwendung,
2. keine Störung des Operationssitus,
3. keine Blutungsneigung durch Vasokonstriktion,
4. ausreichende Dauer der analgetischen Wirkung.

Zum Beispiel war es uns möglich, mit dieser Methode ein Atherom an der Nasenwurzel von ca. 1 cm Durchmesser schmerzlos zu entfernen. Die chirurgische Präparation wurde durch die weitgehende Blutleere des Gewebes erleichtert. Während des gesamten 20minütigen Eingriffes war eine ausreichende analgetische Wirkung vorhanden. Die Wunde heilte primär.

Die potentielle Ototoxizität von DMSO wurde 1968 von Stange tierexperimentell nachgewiesen. Ochs beobachtete bei der Anwendung am Trommelfell des Menschen hingegen keine nachteiligen Folgen für das Gehör. Auch bei hochdosierter systemischer Anwendung von DMSO wurde bis jetzt in der Literatur kein Fall von Ototoxizität am Menschen berichtet. Trotzdem überprüften wir das Hörvermögen vor und nach jedem Eingriff am Trommelfell unter Anästhesie mit DMSO und Kokain. Eine Schädigung des Innenohres haben wir nie beobachtet. Schwindel oder Tinnitus traten bei keinem Patienten auf.

Wir applizieren die DMSO-Kokain-Lösung 20–30 min vor dem operativen Eingriff, um dem Anästhetikum genügend Zeit zur Entfaltung seiner Wirkung zu geben. Trotzdem sollten unserer Meinung nach folgende Kautelen eingehalten werden: Es werden lediglich die Trommelfellquadranten anästhesiert, in denen die Parazentese erfolgt. Wir bringen dazu satt mit DMSO und Kokain getränkte Wattebällchen auf das Trommelfell und tamponieren diese für 30 min an. Das Trommelfell verändert sich in typischer Weise: Es wird milchglasartig durchscheinend. Der Parazenteseschnitt bleibt in diesem Bereich schmerzfrei. Überschüssiges Anästhetikum sollte vorher abgesaugt werden. Weitere Manipulationen am Trommelfell wie Einlage eines Paukenröhrchens oder Absaugen des Paukenergusses sind jetzt möglich. Bei Anwendung des Kokain-DMSO-Gemisches auf der Schleimhaut sind geringere Konzentrationen ausreichend. So genügt zur Anästhesie der Paukenschleimhaut eine Lösung von 20% DMSO und 20% Kokain. Diese geringere Konzentration vermindert die Gefahr einer ototoxischen Wirkung. Auch für die Anästhesie der Nasen- und Mundschleimhäute ist eine Lösung von 20% DMSO und 20% Kokain ausreichend. Für Eingriffe an der verhornenden Haut des Gesichts und des Halses werden dagegen ebenso wie am Trommelfell höhere Konzentrationen erforderlich. Eine Lösung von 80% DMSO und 15% Kokain erwies sich als effektiv. Höhere Konzentrationen von Kokain und DMSO ergaben galenische Probleme. Eine Lösung von 20- oder 50%igem DMSO mit 20% Kokain erwies sich als nicht so wirksam wie 80%iges DMSO mit 15% Kokain. Über die Anzahl der durchgeführten Operationen und die verwendeten Konzentrationen des Lokalanästhetikums gibt Tabelle 1 Aufschluß.

Tabelle 1. Anzahl der durchgeführten Operationen und dabei verwendete Konzentrationen von DMSO und Kokain. (+) ausreichende Anästhesie; (±) tolerable Schmerzen, nur knapp ausreichende Anästhesie; (−) nicht ausreichende Anästhesie

	20% DMSO und 20% Kokain	50% DMSO und 20% Kokain	80% DMSO und 15% Kokain
Parazentesen	2 (−)	1 (±)	9 (+)
Parazentesen mit Einlage von Paukenröhrchen	3 (−)	2 (−)	53 (+)
Atherome im Gesichts- und Ohrbereich	2 (+)		2 (+)
Nasen-Mittelohr-Mundschleimhaut-Operationen	7 (+)		
Halslymphknotenentfernung	2 (−)		2 (+)

Summary

Dimethylsulfoxide (DMSO) is an ideal vehicle, allowing cocaine to penetrate intact skin for local anesthesia. Its painless application is a great advantage especially in the sensitive patient. We have investigated its use in minor surgery in the otorhinolaryngological field. The procedure provides adequate local anesthesia for myringotomies, biopsies, and removal of small skin tumors.

Unsere Erfahrungen mit DMSO
bei der Lokalanästhesie des Trommelfells

S. Papšo

Parazentesen werden meistens unter Oberflächenanästhesie durchgeführt. Nach Uhde (1957) ist eine Allgemeinnarkose nicht gerechtfertigt, obwohl sie in Einzelfällen nicht vermeidbar ist. Auch ist bei ambulanter Behandlung eine Allgemeinnarkose ziemlich schwierig durchzuführen.

Die Membran des Trommelfells ist mit einer epidermalen Schicht bedeckt, die bei intakter Struktur für lokal angewandte Substanzen, unabhängig von der Zeit ihrer Einwirkung, undurchlässig ist. Daher ist seit Beginn dieses Jahrhunderts die Bonain-Lösung bei Operationen am Trommelfell angewandt worden. Ein Bestandteil der Lösung, das Phenol, zerstört die Epidermis des Trommelfells und bewirkt dadurch, daß andere Bestandteile, wie das Kokain, mit den sensorischen Nervenendigungen in Kontakt kommen.

Blegvald, der die zerstörerische Wirkung des Phenols aufzeigte, benutzte eine Lösung, bestehend aus Kokain, Salizylsäure und Alkohol, zur Lokalanästhesie des Trommelfells. Marx (1950) berichtete über eine ausgedehnte Zerstörung des Trommelfells nach der Anwendung der Bonain-Lösung und warnte vor ihrer Anwendung. Uhde erklärte die Bonain-Lösung als einen destruktiven Typ eines Anästhetikums und befürwortete seinen Ersatz durch eine physiologischere Substanz.

1966 veröffentlichte Ochs seinen vorläufigen Bericht über die Anwendung von Dimethylsulfoxid (DMSO) in Kombination mit einem Anästhetikum zur Lokalanästhesie des Trommelfells. Die meisten pharmakologischen Wirkungen des DMSO decken einen großen Bereich ab, wie das Durchdringen von Membranen, eine antiphlogistische und oberflächlich analgetische und bakteriostatische Wirkung, eine Cholinesterasehemmung, eine Penetrationserleichterung für Begleitsubstanzen und eine vasodilatatorische Wirkung (Abramson 1969; Jacob et al. 1967).

Pachmanov hat gefunden, daß DMSO schnell die Haut durchdringt, eine Eigenschaft, die bei der Behandlung von Dermatosen vorteilhaft ist. In Tierversuchen hat Turkevič die günstige Eigenschaft des DMSO auf entzündliche Ödeme aufgezeigt. Es gibt Berichte über die Anwendung des DMSO bei der Behandlung von Pilzerkrankungen (Kraus u. Šich 1972) und in der plastischen Chirurgie (Kamajev 1970). Jacob et al. (1967) stellten fest, daß DMSO ein wirksamer Carrier für Lokalanästhetika in tiefere Hautschichten und in das Trommelfell ist. Anhand dieser Veröffentlichungen stellt DMSO in Kombination mit einem Anästhetikum im Gegensatz zur Bonain-Lösung ein physiologisches Anästhetikum für das Trommelfell dar.

Wir haben die destruktive Wirkung der Bonain-Lösung in einem Experiment an Meerschweinchen bestätigt. Die Membran war 5 min nach Auftragen der Bonain-Lösung zerstört.

Um die Penetration des DMSO mit Tetracain zu demonstrieren, fügten wir Acridinorange der Lösung bei, die am Trommelfell eingesetzt wurde. Die Fluoreszenz dieser Substanz bewies die Penetration in das Trommelfell. Die Substanz erschien in der Epidermisschicht, ohne die Trommelfellmembran zu beeinträchtigen.

Seit 1973 wird in der HNO-Abteilung des Krankenhauses in Bojnice (ČSSR) die topische Anästhesie des Trommelfells nach der Methode von Ochs angewandt. Unter den vom Autor benutzten Anästhetika (Kokain, Tetracain, Dibucain) bevorzugen wir Tetracain, besonders wegen seiner sofortigen Wirkung. Zur Herbeiführung der Lokalanästhesie betupfen wir das Trommelfell 1 min lang mit einem Wattestäbchen, das in DMSO mit 4%igem Tetracain eingetaucht wurde. Wir haben diese Art der Lokalanästhesie vor einer Parazentese bei 420 Patienten mit akuter exsudativer Mittelohrentzündung insgesamt 592mal durchgeführt. Die dadurch erreichte Anästhesie wurde durch das Auftreten von Schmerzen während der Parazentese bewertet. Da keine objektiven Kriterien zur Bewertung der Schmerzintensität angewandt werden konnten, sind unsere Beobachtungen in einem gewissen Maße durch subjektive Beurteilung beeinflußt. Bei älteren Kindern und Erwachsenen wurden die Antworten auf unsere Fragen nach der Schmerzempfindung aufgezeichnet; bei Kleinkindern und nicht kooperationsbereiten Kindern bewerteten wir die Schmerzäußerungen, nämlich verstärktes Weinen und Schreien und Drehungen und Stoßen des Kopfes während der Parazentese. Die Wertung wurde vorgenommen als schmerzvolle Reaktion, unklare Reaktion oder schmerzfreie Reaktion. Das Ergebnis der Anästhesie war wie folgt: Schmerzempfindung 20mal, unklare Bewertung 22mal und schmerzlose Parazentese 550mal.

Aufgrund unserer Erfahrungen können wir schließen, daß

1. zur Durchführung einer schmerzlosen Parazentese DMSO mit Tetracain eine kürzere Auftragungsdauer auf das Trommelfell erfordert als die Bonain-Lösung, was die Durchführung in der Ambulanz sowohl einfacher als auch effektiver gestaltet,
2. die Anwendung von DMSO mit Tetracain selbst ist nicht schmerzhaft, während die Bonain-Lösung am Trommelfell durch die Zerstörung der Epidermis Schmerz verursacht.
3. DMSO mit Tetracain stellt ein geeignetes Lokalanästhetikum für das Trommelfell dar, welches leicht die Membran durchdringt, ohne sie zu zerstören.

In der Pharmakopoe der ČSSR ist DMSO noch nicht enthalten und hat deshalb als Medikament keine weite Verbreitung gefunden. Wir haben unsere bisherigen Erfahrungen mit dieser Substanz veröffentlicht. Unsere weiteren klinischen Versuche bestätigen die bisherigen Resultate.

Summary

For local anesthesia of the tympanic membrane a solution of DMSO and tetracaine (4%) was used on 592 occasions in 420 patients with acute exudative otitis. We observed good results with no manifestations of pain in 550 cases of myringotomy. We also noted a fast onset of anesthesia. For these reasons and because this solution does not have a destructive effect on the epidermis of the tympanic membrane, we use the DMSO/tetracaine solution instead of the conventional Bonain's solution in our department.

Literatur

Abramson M (1969) Topical anesthesia of the tympanic membrane. Arch Otolaryngol 90: 55–57
Jacob SW et al (1967) Dimethylsulfoxide toxicology, pharmacology and clinical experiences. Am J Surg 114: 414–426
Kamajev MF (1970) Use of dimethylsulfoxide in dermatoplastic surgery. khirurgiia (Moskva) 46: 107–109
Kraus Z, Šich J (1972) Therapy of mycoses by local administration of gricine in dimethylsulfoxide. Česk Dermatol 47: 222–227
Lloyd A, Storrs I (1968) Topical anesthesia for myringotomy. Laryngoscope 78: 834–839
Marx H (1950) Über Fehler und Gefahren bei Nasen- und Ohrenoperationen. In: Marx H (Hrsg) Archiv für Ohren-, Nasen- und Kehlkopfheilkunde. Springer, Berlin Göttingen Heidelberg, S 250
Ochs IL (1966) Topical anesthesia for myringotomy. Arch Otolaryngol 83: 57
Papšo S (1975) Beitrag zur Anästhesie des Trommelfells. Z Arztl Fortbild (Jena) 69: 1022–1023
Rahm WW Strother WF, Gulick WL, Crump JF (1959) The effects of topical anesthetics upon the ear. Ann Otol Rhinol Laryngol 68: 1037–1046
Uhde G (1957) The problem of permeability and anesthesia of the tympanic membrane. Arch Otolaryngol 66: 391–408

Eine neue Therapie der Nagelpsoriasis mit einer Kombination aus 5-Fluorouracil (5-FU) und Dimethylsulfoxid (DMSO)

M.-W. Kleine

Die Psoriasis vulgaris ist eine in westlichen Ländern sehr verbreitete Krankheit. Etwa 2% der Bevölkerung leiden an ihr mehr oder weniger stark (Braun-Falco 1984). Sie ist damit etwa so häufig wie der Diabetes mellitus (Schoeffling 1984). Ihre Ausprägung kann von einzelnen, sehr kleinen Herden bis zu lebensbedrohlichen Formen (z.B. Typ Zumbusch) reichen.

30%, und wenn man das ganze Leben betrachtet, sogar 85% aller Psoriatiker haben Nagelveränderungen (Samman 1978; Zaias 1969). Auch hier reicht die Palette der Erscheinungen von einzelnen, kosmetisch unauffälligen Tüpfeln eines Nagels bis hin zur schwersten Dystrophie aller Nägel, die die Betroffenen psychisch, sozial und funktionell schwer belastet.

Eine sehr unangenehme Begleitkrankheit der Psoriasis vulgaris ist die Psoriasis arthropathica. Während sie nur bei 7% der „normalen" Psoriatiker vorkommt, leiden bis zu 85% der Patienten mit Nagelveränderungen an dieser Psoriasisvariante.

Die bisherigen Therapiemöglichkeiten der Nagelpsoriasis sind leider recht unbefriedigend. Weder mit Röntgenbestrahlung noch mit Steroidverbänden oder -injektionen waren befriedigende Ergebnisse zu erzielen. Meist überwogen die Nebenwirkungen (Bandmann u. Kleine 1983). Wir versuchten daher eine neue topische Therapie durch die Kombination des Zytostatikums 5-Fluorouracil (5-FU) mit Dimethylsulfoxid (DMSO), einem Penetrationsförderer, der auch antiphlogistische Wirkungen besitzt.

Nagelphysiologie

Zunächst ein kurzer Überblick über das normale Nagelwachstum. Der Nagel ist eine Adnexe der Epidermis, die sich bereits in utero (ab der 9. Woche) aus der primitiven Epidermis entwickelt (Zaias 1969). Der Nagelapparat besteht aus Nagelmatrix, -bett, -falz und -platte. Die Matrix ist der eigentliche germinative Ort der Nagelplatte (Baran 1984). Man unterscheidet einen dorsalen und einen ventralen Teil. In ihnen wird das dorsale und das ventrale Blatt des Nagels gebildet, die zusammen die Nagelplatte bilden. Die Nagelplatte ist 0,5−0,7 mm dick, besteht aus 100−150 unregelmäßig übereinander geschichteten Hornzellen und ist in ihrem Aufbau dem Haar sehr ähnlich (Achten 1958; Braun-Falco 1984). Sie schiebt sich kontinuierlich über das Nagelbett, löst sich am distalen Ende ab (freier Nagelrand) und wird dort vom Hyponychium begrenzt. Das Nagelbett ist relativ dünn und besteht nur aus 2−3 Zellagen (Achten 1958; Roth 1967) (Abb. 1).

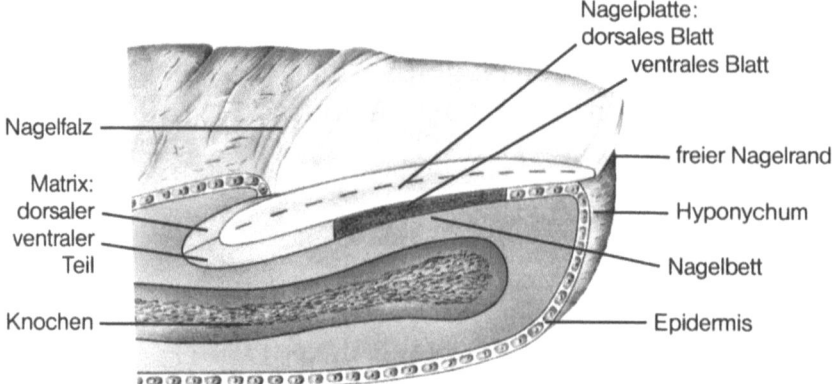

Abb. 1. Schematische Darstellung des Nagelapparates (Mod. nach Braun-Falco)

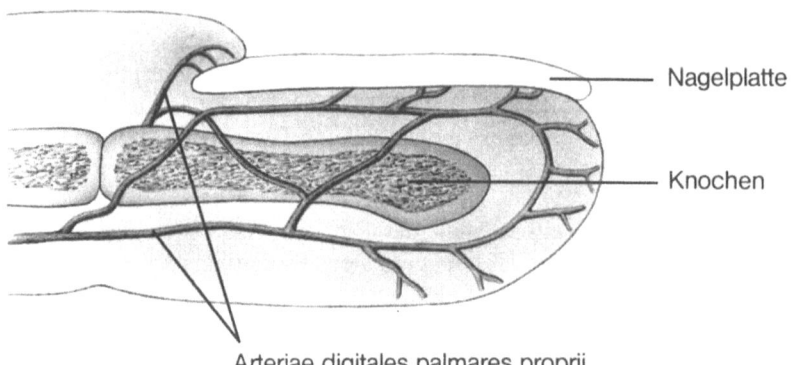

Arteriae digitales palmares proprii

Abb. 2. Schematische Darstellung der Blutversorgung des Nagelapparates
(Mod. nach Baran 1984)

Der Nagelapparat wird durch die Fingerarterien, die noch dazu zahlreiche Anasto-
mosen bilden, sehr gut durchblutet (Sobotta-Becher 1962; Waldeyer 1970). Dabei
sind v. a. die beiden ventralen Arterien für die Versorgung von Nagelmatrix und -bett
verantwortlich (Rayn 1973) (Abb. 2).

Die Nägel wachsen unterschiedlich schnell. Ein Fingernagel wächst etwa 0,5–1,2 mm
pro Woche, wobei der Nagel des 3. Fingers grundsätzlich schneller wächst (Braun-
Falco 1984). Ein Zehennagel bringt es nur auf 0,2–0,6 mm wöchentlich.

Nagelanomalien bei Psoriasis

Der normale Zellzyklus, d. h. die Zeit von einer Zellteilung bis zur nächsten, beträgt
457 h, also etwa 19 Tage. Bei der Psoriasis ist diese Zeit auf 37,5 h, also 1,5 Tage,
reduziert. Die mitotische Aktivität der Basalzellen der Haut ist um mehr als das
8fache beschleunigt (Braun-Falco 1984). Es resultiert sowohl eine Hyperkeratose als
auch eine Parakeratose.

Die „überstürzt" gebildete Haut hat eine schlechte Qualität, da die Zellen keine Zeit haben, sich richtig auszubilden. In den Hornzellen sind immer noch Kerne vorhanden. Solches Keratin ist bei weitem nicht so widerstandsfähig gegen mechanische Alterationen. Spielt sich diese Akzeleration des Wachstums im Nagelapparat ab, sind verschiedene Veränderungen der Nagelplatte das Ergebnis. Es kommt dabei auf den Sitz der Psoriasis an.

Es gibt 3 Möglichkeiten der Psoriasislokalisation im Nagelapparat und natürlich Kombinationen von diesen.

1. Psoriasis der Nagelmatrix

a) Leukonychie

Ein umschriebener Psoriasisherd im distalen Anteil der ventralen Matrix führt zur Leukonychie. Er bewirkt keine funktionelle Beeinträchtigung, irritiert die Patienten aber kosmetisch (Abb. 3).

b) Tüpfel

Kleine, lokalisierte Psoriasisherde der dorsalen Matrix führen zu sehr umschriebenen Parakeratoseherden der Nagelplatte. Im Laufe des Nagelwachstums fallen diese Stellen minderwertigen Horns heraus. Es resultieren Vertiefungen der Nagelplatte – Tüpfel. Solche Veränderungen können aber auch bei jedem normalen Nagel in geringer Anzahl vorkommen. Nur multiple, tiefe Tüpfel sind für die Psoriasis charakteristisch (Zaias 1969). Merkwürdigerweise sind die Zehennägel wesentlich weniger betroffen (Baran 1984) (Abb. 4).

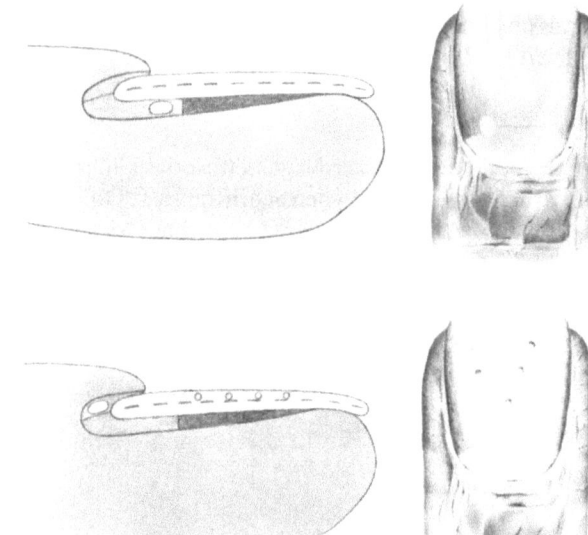

Abb. 3 Leukonychie

Abb. 4. Tüpfelnagel

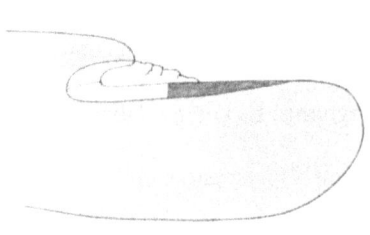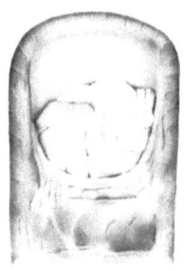

Abb. 5.   Onychodystrophie

c) Onychodystrophie

Starke Psoriasis der gesamten Matrix bewirkt eine völlige Zerstörung der Nagelplatte. Es kommt zu einem funktionell wie kosmetisch absolut unbefriedigendem –
dystrophen – Nagel (Abb. 5).

2. Psoriasis des Nagelbetts

a) Splitterblutungen

Die hohe Wachstumsgeschwindigkeit in einem Psoriasisherd bedingt eine sehr gute
Blutversorgung. In den lang ausgezogenen Papillen der Dermis sind stark erweiterte
und geschlängelte Kapillaren („cotton balls") vorhanden, über deren Spitzen sich nur
noch wenige Zellagen befinden (Braun-Falco 1984). Diese Kapillaren sind nach
Entfernen der schützenden Hyperkeratose leicht verletzlich und stellen bei der Dia-
gnostik der Psoriasis an der Haut ein wesentliches Kriterium dar (Auspitz-Phänomen,
Phänomen der punktförmigen Blutung oder – romantischer – „blutiger Tau"). Ist der
Psoriasisherd im Nagelbett, kann eine mechanische Belastung zur Eröffnung der
Kapillaren und damit zu einer strichförmigen Einlagerung von Blut unter den Nagel –
der „Splitterblutung" – führen. Auch hier sind die Fingernägel deutlich mehr betrof-
fen als die Fußnägel. Nach einer Untersuchung von Calvert beträgt das Verhältnis 7:1
(Calvert et al. 1963) (Abb. 6).

b) Ölfleck

Die Hyperkeratose einer Nagelbettpsoriasis führt zu einer gelblichen subungualen
Verfärbung, die im deutschen Schrifttum als „Ölfleck", im angelsächsischen delikater
als „salmon patch" (Lachsfleck) bezeichnet wird (Baran 1984) (Abb. 7).

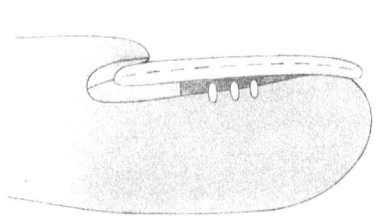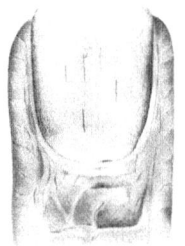

Abb. 6.   Splitterblutung

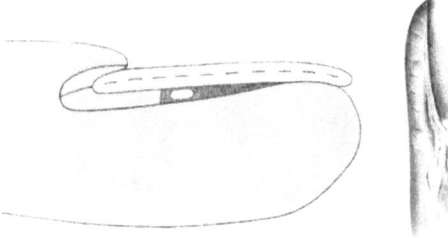

Abb. 7. Ölfleck

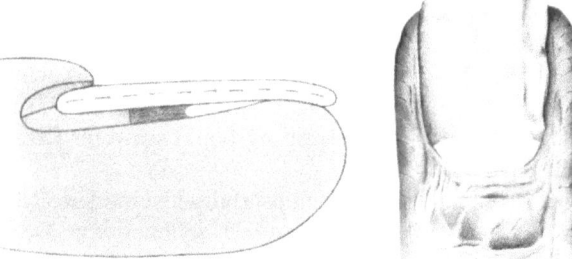

Abb. 8. Onycholyse

c) Onycholyse

Sitzt die Psoriasis am Rand des Nagelbetts, kommt es durch die Hyperkeratose zu einer seitlichen Ablösung der Nagelplatte von der Unterlage. Die Hyperkeratose entleert sich nach außen, und Luft tritt unter den Nagel (Zaias 1969) (Abb. 8).

3. Nagelmatrix- und Nagelbettpsoriasis

Tritt die Psoriasis in der Nagelmatrix und dem Nagelbett gleichzeitig auf, geht der Nagel weitestgehend zugrunde. Statt einer Nagelplatte wird nur noch parakeratotisches, krümeliges Material gebildet, der psoriatische Krümelnagel, die schwerste Nagelveränderung im Rahmen einer Psoriasis (Braun-Falco 1984) (Abb. 9).

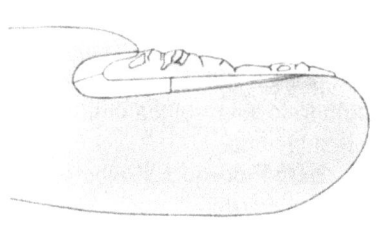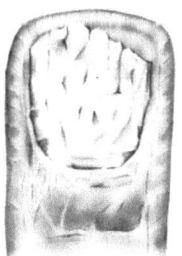

Abb. 9. Krümelnagel

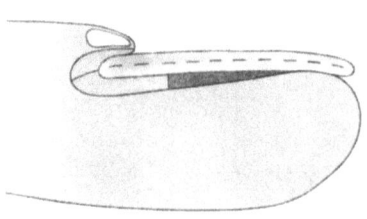 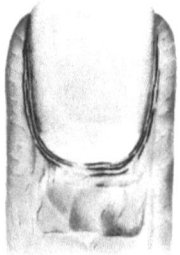

Abb. 10. Paronychie

4. Nagelfalzpsoriasis

Psoriasis des Nagelfalzes bewirkt primär keine Nagelplattenveränderung. Durch die herabgesetzte Resistenz gegen Infektionen kommt es aber in diesem Bereich sehr häufig zu Paronychien, die ihrerseits das Nagelwachstum irritieren und somit sekundär zu Nagelveränderungen führen. Diese Paronychien können sehr schmerzhaft sein. Oft sind sie der Ausgangspunkt schwerer Erkrankungen, wie Panaritien oder Erysipele. (Abb. 10).

Selbstverständlich können psoriatisch veränderte Nägel auch von Pilzen, bevorzugt von Candida-Arten, wesentlich seltener von Dermatophyten, befallen werden (Baker u. Wilkinson 1979). Pilzpräparate sind daher oft positiv. Dennoch steht hier die antimykotische Therapie nicht im Vordergrund. Sie wird häufig erfolglos bleiben, bzw. es wird schnell zum Rezidiv kommen, solange nicht die Grundkrankheit – die Psoriasis – behandelt wird.

Es gibt zwar relativ viele Möglichkeiten, die Nagelpsoriasis zu behandeln, aber die Therapieerfolge sind ausgesprochen schlecht (Bandmann u. Kleine 1983). Die lokale Photochemotherapie (8-Methoxypsoralen und UV-A) führt nicht zum gewünschten Erfolg, belastet den Patienten aber auch nicht. Die topische Applikation von Steroiden, u. U. unter Okklusion, hat nur mäßige Wirkung. Steroidnebenwirkungen auf die umgebende – nicht psoriatische – Haut sind nicht auszuschließen. Die Injektion von steroidaler Kristallsuspension in die Nagelmatrix ist nicht nur ausgesprochen schmerzhaft, sondern auch von zweifelhaftem Erfolg. Sie kann außerdem zu irreversiblen Nagelmatrixveränderungen führen (Luger 1977). Die lokale Röntgenbestrahlung (z. B. 3mal 1 Gy im Abstand von 10 Tagen) bringt zwar öfters eine Besserung; sie ist aber nicht häufiger wiederholbar und wird heute vom zunehmend gesundheitsbewußten Patienten immer schwerer akzeptiert (Lane-Brown 1980). Es bleibt noch die systemische Gabe von aromatischen Retinoiden (Etretinat) oder von Zytostatika (Methotrexat), wie sie v. a. in Amerika praktiziert wird. Beide Therapien, besonders aber die mit Methotrexat, verbieten sich unseres Erachtens wegen der Nebenwirkungen (z. B. Leberschädigung) bei einer quoad vitam doch relativ leichten Grundkrankheit. Das Prinzip des „primum nihil nocere" wird hier sicher verletzt. Diese sehr eingreifenden Behandlungsformen sollten den schwersten, lebensbedrohenden Psoriasisformen vorbehalten bleiben.

1972 wendete Tsuji 5%ige 5-Fluorouracilsalbe unter Okklusion bei 13 Psoriatikern an, die alle erscheinungsfrei wurden (Tsuji u. Sugai 1972). 1974 behandelte Fredriksson 20 Patienten, die an einer Nagelpsoriasis litten, mit einer 1%igen 5-Fluorouracillösung ohne okklusive Verbände (Fredriksson 1974). Er erzielte in 75% der Fälle eine Reduktion des Schweregrades der Erscheinungen. Abraham verwendete 1978 eine 2%ige 5-Fluorouracillösung zur Therapie der Nagelpsoriasis und sah bei zwei Drittel der Patienten gute und sehr gute Ergebnisse (Abraham u. Feuerman 1978).

Wir griffen diesen Gedanken auf und modifizierten ihn. Zur Verbesserung der Penetration des 5-Fluorouracil kombinierten wir es in einer alkoholischen Lösung mit Dimethylsulfoxid (DMSO), einem Stoff, der als Carrier für den Transport anderer Substanzen durch die intakte Haut dient. Eine Kombination von 5-Fluorouracil mit Salizylsäure und DMSO in einem Lack wird seit einigen Jahren zur Therapie vulgärer Warzen verwendet (Wassilew 1981). Wir benutzen folgende Rezeptur:

Dimethylsulfoxid   15,0 g
5-Fluorouracil   1,0 g
Äthanol 70% ad   100,0 ml

5-Fluorouracil (5-FU)

Substanzbeschreibung

5-Fluorouracil (5-FU) wurde 1957 von Heidelberger erstmals synthetisiert (Heidelberger et al. 1957). Anfang der 60er Jahre wurde es von Falkson u. Schulz als systemisch wie topisch applizierbares Chemotherapeutikum in die allgemeine Therapie und von Klein und Dillaha in die Dermatotherapie eingeführt (Dillaha u. Jansen 1963; Falkson u. Schulz 1962; Klein et al. 1962). Es ist eine weiße, wasserlösliche, kristalline Substanz, die bei Raumtemperatur in Lösungen für einige Monate stabil bleibt und bei niedrigen Temperaturen präzipitiert. Die Struktur ist ähnlich der der Aminosäuren Thymin und Uracil (Goette 1981) (Abb. 11). Das Molekulargewicht beträgt 130.

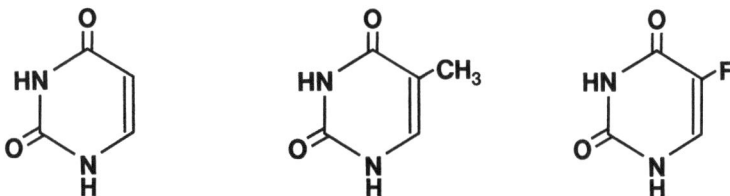

Abb. 11. Chemische Struktur von Uracil, Thymin und 5-Fluorouracil

5-FU ist ein Pyrimidinantagonist und gehört zur Gruppe der als Antimetaboliten bezeichneten Antitumorsubstanzen (Valeriote u. Santelli 1984). In dieser Gruppe werden Abwandlungsprodukte natürlicher Stoffe zusammengefaßt, die aufgrund ihrer Affinität zu den Enzymen der Biosynthese von Nukleinsäurebasen wirken (Forth 1980). 5-FU wird in den Stoffwechselweg von Uracil eingeschleust und stört die DNS-Bildung. 5-FU hat nach Transformation in 5-FdUMP (5-Fluor-2-desoxyuridin-5-phosphat) eine 250- bis 4000mal höhere Affinität zur Thymidilatsynthetase

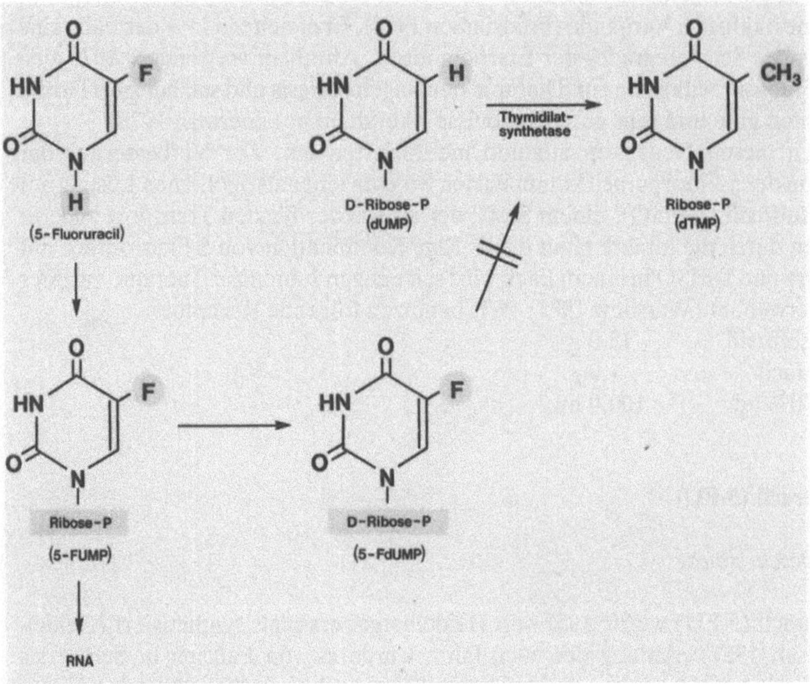

Abb. 12. Hemmung der Methylierung von Desoxyuridinmonophosphat (dUMP) durch 5-Fluorouracil (Mod. nach Forth)

(einem für die DNS-Synthese wesentlichem Enzym) und blockiert sie (Goette 1981) (Abb. 12). Dadurch wird die DNS-Synthese gehemmt, während die Produktion von RNS ungehindert weitergeht. Der resultierende Zustand der Dysbalance ist mit dem Überleben der Zelle nicht vereinbar (Goodman et al. 1980). Diese Blockierung ist offensichtlich der hauptsächliche Grund für die therapeutische Wirkung (Heidelberger et al. 1960). Es sind aber auch Membraneffekte (Alteration des transmembranären Potentials) beschrieben worden (Goette 1981).

Gewebe mit hoher Zellteilungsrate – z. B. ein Psoriasisherd – haben eine hohe RNS- und DNS-Synthese. In ihm kumulieren deshalb größere Mengen des zytotoxischen 5-FU als in der umgebenden gesunden Haut. So bleibt normales Gewebe weitestgehend unempfindlich gegen die Wirkungen des topisch applizierten 5-FU, auch wenn in elektronenmikroskopischen Untersuchungen Veränderungen sichtbar werden (Zelickson et al. 1975).

Absorption

Die Angaben über die perkutane Absorptionsrate von 5-FU sind relativ konstant. Durch 14 C markiertes 5-FU wurde aus der Urinausscheidung nach topischer Anwendung eine 10- bis 15%ige kutane und eine etwa 6%ige systemische Absorption berechnet (Dillaha et al. 1965; Cohen u. Stoughton 1974; Murkherjee et al. 1963).

Die bei topischer Anwendung absorbierte Menge ist viel zu klein, um systemische Effekte zu bewirken, v. a. wenn man bedenkt, daß in der intravenösen Karzinomtherapie Dosen von täglich 12 mg/kg KG verwendet werden (Goette 1981).

Eine Absorptionsrate von 10–15% erschien uns nach den Ergebnissen von Fredriksson für die Therapie der Nagelpsoriasis nicht ausreichend zu sein. Eine höhere Konzentration des 5-FU verbot sich, da eine Onycholyse nach okklusiver Anwendung von 5%igem 5-FU beschrieben ist (Shelley 1972). Wir kombinierten daher das 5-FU mit einer anderen Substanz, die sehr ausgeprägte penetrationsfördernde Eigenschaften hat, dem Dimethylsulfoxid (DMSO). Damit wurde die wirksame Menge des Zytostatikums erhöht, ohne daß die Konzentration hätte geändert werden müssen.

Haltbarkeit

Es bestand die Gefahr, daß das 5-FU in der alkoholischen Lösung nicht stabil bleibt (Goette 1981). Wir ließen daher nach einem Jahr 2 unserer Mixturen auf ihren Wirkstoffgehalt hin analysieren. Erfreulicherweise zeigten beide keinerlei Substanzverlust. Die Lösung ist also stabil (Merckle 1984).

Dimethylsulfoxid (DMSO)

Substanzbeschreibung

Dimethylsulfoxid wurde 1866 von dem russischen Chemiker Alexander Saytzeff entdeckt (Brown 1982). Es geriet aber schnell wieder in Vergessenheit. Erst in den 50er Jahren unseres Jahrhunderts erwachte das Interesse an dieser Substanz erneut, und sie wurde als Lösungsmittel in der Kunststoffindustrie und als Gefrierschutzmittel eingesetzt. Es war das große Verdienst von Stanley W. Jacob, daß er DMSO als Therapeutikum für den Menschen entdeckte und 1964 seine ersten Untersuchungen publizierte (Jacob et al. 1964). Leider wurde DMSO Mitte der 60er Jahre gerade durch seine Vielseitigkeit als „Wunderheilmittel" – nicht nur in der Regenbogenpresse hochgespielt und geriet damit in seriösen Kreisen erst einmal in Verruf (Berger u. Hauthal 1971). Mittlerweile gibt es etwa 4000 Publikationen über diese Substanz, die durch ihre Vielseitigkeit immer wieder Forscher zu neuen Untersuchungen anregt (Jacob 1984, persönliche Mitteilung). Die Strukturformel zeigt Abb. 13.

Abb. 13. Strukturformel von Dimethylsulfoxid (DMSO) $O = S \begin{array}{c} CH_3 \\ CH_3 \end{array}$

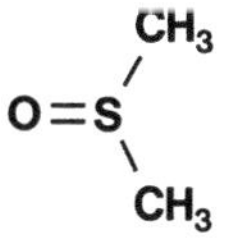

Eigenschaften

DMSO gehört zur Gruppe der aliphatischen Sulfoxide. In reinem Zustand ist es eine absolut geruchlose und unbegrenzt mit Wasser mischbare Flüssigkeit. Es ist so extrem hygroskopisch, daß es Wasser sogar aus den gewöhnlichen Trocknungs-Substanzen wie Kaliumhydroxid und Kalziumchlorid ziehen kann (Herschler u. Jacob 1980). Sein Molekulargewicht beträgt 78,1.

Es würde den hier gegebenen Rahmen sprengen, wollte man auch nur annähernd alle Eigenschaften des DMSO aufzählen. Es hat u. a. lokalanästhetische, antiphlogistische, diuretische, antivirale und sedierende Wirkungen. Damit ist wohl einiges über die Bandbreite dieser Substanz gesagt. Man kann DMSO intra- und subkutan, intramuskulär, intravenös, ja sogar intradural injizieren (Torre 1984, persönliche Mitteilung). Es ist selbst bei oraler Gabe von 3 g/kg KG über 18 Monate atoxisch (Jacob 1984, persönliche Mitteilung). Trotz der sehr großen Zahl von Studien sind schwere Nebenwirkungen nie nachprüfbar beschrieben worden. Bei topischer Anwendung kann es in seltenen Fällen zu Erythemen und allergischen Reaktionen kommen. Eher irritierend als unangenehm ist der Knoblauchgeschmack, den ein Teil der Patienten bei perkutaner Applikation nach einigen Minuten verspürt. Hier ist die Aufklärung des Patienten über die Harmlosigkeit des Phänomens wichtig.

Sehr wesentlich ist die Fähigkeit des DMSO, als hochpotenter Resorptionsvermittler für andere Stoffe zu wirken (Maibach u. Feldman 1967; Stoughton u. Fritsch 1964). Es durchdringt intakte biologische Membranen in kürzester Zeit und wirkt dabei als Carrier für andere Stoffe (Berger u. Hauthal 1971). Damit hat es eine Eigenschaft, die in dieser Ausprägung bisher noch bei keinem anderen Stoff beobachtet wurde (Herschler u. Jakob 1980). Nach wie vor ist nicht geklärt, wie DMSO die intakte Haut zu durchdringen vermag (Cortese 1971). Versuche mit radioaktiv markiertem, epikutan appliziertem DMSO zeigten, daß es bereits nach 5 Minuten im Blut nachgewiesen werden kann (Kolb et al. 1967). Die Carrierfähigkeit des DMSO steigt mit seiner Konzentration (Cortese 1971). Aber selbst in 90%iger Konzentration über 14 Tage bewirkt die topische Gabe keine irreversiblen Hautveränderungen. Es kommt zu einer leichten epidermalen Verdickung, während die dermale Reaktion minimal ist und sich auf eine leichte Vasodilatation und schüttere lymphozytäre Infiltrate beschränkt (Kligman 1965).

Methode

Wir behandelten 20 Patienten, die an Nagelpsoriasis aller Schweregrade litten, mit der angegebenen Rezeptur. Auch wenn mehrere Nägel befallen waren, wurde nur einer therapiert. Wegen der bevorzugten Versorgung des Nagelapparates durch die beiden ventralen Arterien wollten wir eine noch höhere Konzentration des 5-FU durch „Einschleusen" in die Arterien und somit in Nagelmatrix und -bett erzielen. Daher wurden die Patienten angewiesen, täglich 1- bis 2mal je 2 Tropfen der Lösung nicht nur auf dem Nagelrand, sondern auch auf der Ventralseite der Kuppe des vorher bestimmten Fingers oder Zehs zu verteilen.

Die Schwierigkeit aller Untersuchungen am Nagel liegt in dessen langsamer Wachstumsgeschwindigkeit. Sowohl für den Arzt als v. a. auch für den Patienten ist es eine Nervenprobe, viele Monate bis zum ersten sichtbaren Ergebnis warten zu müssen. Der Sinn unserer Untersuchung, die ja hauptsächlich auf pharmakologisch-theroretischen Überlegungen basiert, war daher, zunächst einmal festzustellen, ob die Methode erfolgversprechend ist und ob gravierende Nebenwirkungen auftreten. Wir untersuchten in diesem quasi Pilotprojekt mit der klinischen Methode der Inspektion nur 2 Parameter: Wirkung und Nebenwirkung. Uns kam es darauf an zu sehen, ob sich die Erscheinungen der Nagelpsoriasis bessern oder nicht und ob Nebenwirkungen auftreten. Wir verzichteten deshalb auf eine genaue photographische Dokumentation jedes einzelnen Patienten, sondern begnügten uns mit der Feststellung, wie sich der psoriatische Nagel selber und wie sich die übrigen, nicht behandelten Nägel verhielten.

Bei der Kontrolle der Nebenwirkungen verzichteten wir auf Blutuntersuchungen. In der Literatur ist das Resorptionsverhalten von 5-FU sehr gut und übereinstimmend beschrieben. Da wir ja nur einen Nagel mit maximal 2 Tropfen 2mal pro Tag behandelten, ließ sich die absorbierte Menge leicht berechnen.

Absorbierte 5-Fluorouracil-Menge

Wir verwendeten eine 1%ige Lösung. Ein Milliliter hat etwa 20 Tropfen. In einem Tropfen sind also ca. 0,0005 g 5-FU enthalten. Jeder Patient bekam pro Tag 4 Tropfen der Lösung. Er erhielt also 0,002 g epikutan aufgetragen. Selbst wenn durch den DMSO-Zusatz die systemische Absorption auf theoretische 100% gesteigert würde, käme pro Patient eine tägliche Menge von nur 2 mg zustande. Real dürfte die Zahl weitaus niedriger liegen. Diese 2 mg sind aber zu vernachlässigen im Vergleich zu den 840 mg, die ein 70 kg schwerer Patient pro Tag im Rahmen einer Karzinomtherapie erhält.

Wenn mehr als 1 Nagel behandelt wird, müssen selbstverständlich einige Laborparameter ständig überwacht werden.

Ergebnisse

Seit einem Jahr behandeln wir insgesamt 20 Patienten mit der beschriebenen Lösung aus 5-Fluorouracil und Dimethylsulfoxid. Teilweise ist die Behandlung bereits abgeschlossen, bei einigen Patienten läuft sie noch. Nebenwirkungen gleich welcher Art sahen wir in keinem Fall. Nur ein Proband gab an, einen leichten Knoblauchgeschmack zu verspüren, der ihn aber nicht weiter störte. Bei keinem Patienten trat eine Verschlechterung des Zustands des behandelten Nagels ein. Auch eine Verringerung des Nagelwachstums scheint nicht vorzukommen. Wir haben aber keine exakten Messungen durchgeführt.

Die besten Ergebnisse sahen wir bei Tüpfelnägeln, Leukonychie und Ölfleck. Diese bildeten sich regelmäßig zurück. Auch Paronychien sahen wir unter der Therapie keine mehr.

Bei der Onychodystrophie und den Krümelnägeln sah es etwas anders aus. Hier bildete sich proximal zwar bessere Nagelsubstanz, die aber im Laufe des Wachstums teilweise wieder zerstört wurde. Es handelt sich hierbei wohl um einen „Kombinationsschaden". Eine so starke Nagelpsoriasis ist sicher auch mit unserem Mittel nur schwer angehbar. Anderseits gaben alle Probanden auf eindringliches Befragen hin zu, die Lösung nach einiger Zeit nicht mehr regelmäßig aufgetragen zu haben. Alle Patienten hatten schon mehrere frustrane Therapieversuche mit den unterschiedlichsten Methoden hinter sich und waren verständlicherweise einfach ungeduldig. Da sich ein Erfolg aber auch unter optimalen Bedingungen erst nach Monaten sichtbar einstellen kann, begannen einige Patienten den Mut und das Interesse zu verlieren. „Es hilft ja doch nichts" war ein häufig gehörter Satz. Aufklärende Gespräche und der Versuch, dem Patienten Grundkenntnisse über das Nagelwachstum zu vermitteln, sind daher sehr wichtig. Als wir das berücksichtigten, setzten alle Patienten die Therapie fort und die Ergebnisse besserten sich. Endgültige Resultate wird jedoch erst eine neue Studie bringen können. Die Compliance und die Kooperationsfähigkeit des Patienten wird aber bei jeder Art der Nageltherapie immer einer der limitierenden Faktoren bleiben.

Die bisherigen Ergebnisse waren für uns so ermutigend, daß wir vor einiger Zeit mit einer kontrollierten Studie begonnen haben. Über die Resultate werden wir zu gegebener Zeit berichten.

Zusammenfassung

Etwa 2% aller Menschen in westlichen Ländern leiden an einer Psoriasis. Von diesen wiederum haben 30–85% mehr oder weniger ausgeprägte Nagelveränderungen. Die bisherigen Therapiemöglichkeiten (z.B. Kortikoidinjektionen, Röntgenbestrahlungen, Okklusionsverbände mit Steroiden) sind absolut unbefriedigend. Der Behandlungsversuch mit einer Kombination von 5-FU und DMSO in alkoholischer Lösung bei 20 Patienten zeigt bisher sehr ermutigende Ergebnisse in der Therapie dieser Form der Psoriasis.

Summary

About 2% of all people in western countries suffer from psoriasis vulgaris and 30%–85% of these persons show more or less marked changes of finger- and toenails. The existing therapeutic possibilities (such as corticoid injections, X-irradiation, occlusive bandaging with steroids) are absolutely unsatisfactory. This preliminary clinical trial of a combination of 5-FU and DMSO administered in an alcoholic solution to 20 patients has so far yielded very encouraging results.

Literatur

Abraham D, Feuerman EJ (1978) Local treatment of psoriatic nails with 5-fluorouracil. J Isr Med Assoc 94: 116ff
Achten G (1968) Normale Histologie und Histochemie des Nagels. In: Jadassohn J (Hrsg) Handbuch der Haut und Geschlechtskrankheiten. Springer, Berlin Heidelberg New York
Baker H, Wilkinson DS (1979) Psorais. In: Rook A, Wilkinson DS, Ebling FJG (eds) Textbook of dermatology, 3rd edn, vol 2. Blackwell Oxford
Bandmann HJ, Kleine MW (1983) Psoriasistherapie – Behaarter Kopf, Nägel und intertriginöse Räume. In: Braun-Falco O, Burg G (Hrsg) Fortschritte der praktischen Dermatologie und Venerologie, Bd 10. Springer, Berlin Heidelberg New York
Baran R (1984) Diseases of the nails and their management. Blackwell, Oxford

Berger I, Hauthal H (1971) Dimethylsulfoxid in Medizin und Pharmakologie. In: Martin D, Hauthal H (Hrsg)) Dimethylsulfoxid. Akademie, Berlin

Braun-Falco O (1984) Dermatologie und Venerologie, 3. Aufl. Springer, Berlin Heidelberg New York Tokyo

Brown JH (1982) Dimethyl sulfoxide (DMSO) – a unique therapeutic entity. Aviat Space Environ Med 82: 82–88

Calvert HT, Smith MA, Wells RS (1963) Psoriasis and the nailsn. Br J Dermatol 75: 415

Cohen JL, Stoughton RB (1974) Penetration of 5-fluorouracil on normal skin. J Invest. Dermatol 62: 507

Cortesse TA (1971) DMSO in dermatology. In: Jacob SW (ed) Dimethyl sulfoxide; vol 1, Basic concepts of DMSO. Dekker, New York

Dillaha CJ, Jansen GT (1963) Selective cytotoxic effects of topical 5 fluorouracil. Arch Dermatol 88: 247

Dillaha CJ, Jansen T, Honeycutt MW et al. (1965) Further studies on topical 5-fluorouracil, Arch Dermatol 92: 410

Falkson G, Schulz EJ (1962) Skin changes in patients treated with 5 fluorouracil. Br J Dermatol 74: 229

Forth W (1980) Allgemeine und spezielle Pharmakologie und Toxikologie, 3. Aufl, Bibliographisches Institut, Mannheim

Fredriksson T (1974) Topically applied fluorouracil in the treatment of psoriatic nails. Arch Dermatol 110: 735

Goette DK (1981) Topical chemotherapy with 5-fluorouracil. Am Acad Dermatol 6 (4): 633

Goodman Gilman A, Goodman LS, Gilman A (1980) The pharmacological basis of therapeutics, 6th edn, Macmillan, New York

Heidelberger C, Chaudhuri NK, Danneburg P, et al. (1957) Fluorinated pyrimidines: a new class of tumor-inhibitory compounds. Nature 179: 663

Heidelberger C, Ghobar A, Baker RK, et al. (1960) Studies on fluorinated pyrimidines. X. In vivo studies on tumor resistance. Cancer Res 20: 897

Herschler RT, Jacob SW (1980) The case of dimethyl sulfoxide. In: Lasagna L (ed) Controversis in Therapeutic. Saunders, Philadelphia

Jacob SW, Bischel M, Herschler RT (1964) Dimethyl-sulfoxide:: (I) A new concept in pharmacotherapy; (II) Effects on the permability of biologic membranes. Curr Ther Res vol 6, p 134

Klein E, Milgrom H, et al. (1962) Tumors of the skin; I.: Effects of local use as cytostatic agents. Skin 1: 81

Kligman AM (1965) Topical pharmacology and toxicology of dimethyl sulfoxide, part I a. II. J Am Med Assoc 193:

Kolb KH, Jaenicke G, Kramer M, Schulze PE (1967) Absorption, distribution and elimination of labeled dimethyl sulfoxide in man and animals. Ann NY Acad Sci 141: 85

Lane-Brown MM (1980) Skalp and nail psoriasis. Med J Aust 26: 82

Luger A (1977) Neuere Aspekte der Psoriasistherapie. Wien Med Wochenschr 24: 727

Maibach HI, Feldman RJ (1967) The effect of percutaneous penetration of hydrocortisone and testosterone in man, Ann NY Acad Sci 141: 423

Merckle GmbH (1984) Chemisch-Analytisches Labor. Blaubeuren

Murkherjee KL, Curreri AR, Javid M et al. (1963) Studies on Fluorinated Pyrimidines; XVII, tissue distribution of 5-fluorouracil-2C14 and 5-fluoro-2-desoxyuredine in cancer patients. Cancer Res 23: 67

Rassner G (1980) Psoriasis. In: Korting GW (Hrsg) Dermatologie in Praxis und Klinik Bd II. Thieme, Stuttgart

Rain TJ (1973) Direct observations of blood vessels in the superficial microvascular system of the skin. In: Jarrett A (ed) The physiology and pathophysiology of the skin, vol 2. Academic Press, London

Roth SI (1967) Hair and nail. In: Zelickson AS (ed) Ultrastructure of normal and abnormal skin. Kimpton, London

Samman P (1978) The nails in disease, 3rd edn, Heinemann, London

Schoeffling K (1984) Epidemiologie des Diabetes mellitus In: Mehnert H (Hrsg) Diabetologie in Klinik und Praxis, 2. Aufl. Thieme, Stuttgart

Shelley W (1972) Onycholysis due to topical 5-fluorouracil. Acta Dermatol Venerol 52: 320

Sobotta J, Becher H (1962) Atlas der Anatomie des Menschen, Teil III. Urban & Schwarzenberg, München

Stoughton RB, Fritsch W (1964) Influence of dimethyl sulfoxide (DMSO) on human percutaneous absorption. Arch Dermatol 90: 512

Tsuji T, Sugai T (1972) Topically adminestred fluorouracil in psoriasis. Arch Dermatol 105: 208

Valeriote F, Santelli G (1984) 5-fluorouracil. Pharmac Ther 24: 107

Waldeyer A (1970) Anatomie des Menschen, Teil II, 6. Aufl. de Gruyter, Berlin

Wassilew SW (1981) Die Behandlung von Viruskrankheiten der Haut. Ther Woche 31: 6362

Zaias N (1963) Embryology of the human nail. Arch Dermatol 87: 37

Zaias N (1969) Psoriasis of the nail. A clinical-pathology study. Arch Dermatol 99: 567

Zelickson AS, Mottaz J, Weiss LW (1975) Effects of topical fluorouracil on normal skin. Arch Dermatol 111: 1301

DMSO – ein neues Therapeutikum in der Behandlung der Amyloidose

H. J. Löffler, H. Brass und R. Linke

Der Begriff Amyloidose geht auf Virchow (1854) zurück. Er glaubte aufgrund opti-
scher Eigenschaften und des färberischen Verhaltens, daß die von ihm beobachteten
Ablagerungen Polysaccharidkomplexe seien.

Der Begriff wird auf eine Gruppe von Erkrankungen angewandt, die alle Ablagerungen ähnlichen histologischen Aussehens mit grüner Polarisation nach Färbung mit
Kongorot aufweisen.

Die Natur dieser üblicherweise tödlichen Erkrankung war bis vor kurzem nicht
bekannt und ihre Pathogenese vollständig unverstanden. Den Anstrengungen vieler
Autoren ist ein besseres Verständnis zu verdanken. Heute wissen wir, daß die
gemeinsamen physikochemischen Eigenschaften des Amyloids nicht auf einer ein-
heitlichen chemischen Zusammensetzung, sondern vielmehr einer besonderen Proteinstruktur – der antiparallelen β-Faltblattstruktur der Polypeptidketten – beruhen
(Bonar et al. 1969; Canes u. Glenner 1968).

Abbildung 1 zeigt miteinander verdrillte Amyloidfilamente, die eine Amyloidfibrille
bilden. Die Filamente selbst bestehen aus senkrecht zur Achse der Fibrillen angeord-
neten Polypeptidketten mit antiparalleler β-Faltblattstruktur. Diese Anordnung führt

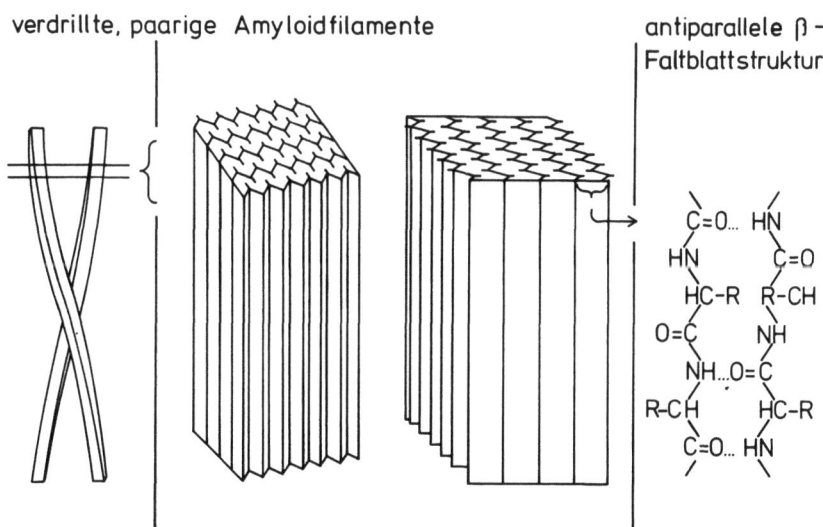

Abb. 1. Struktur des Amyloids (Mod. nach Cooper 1974)

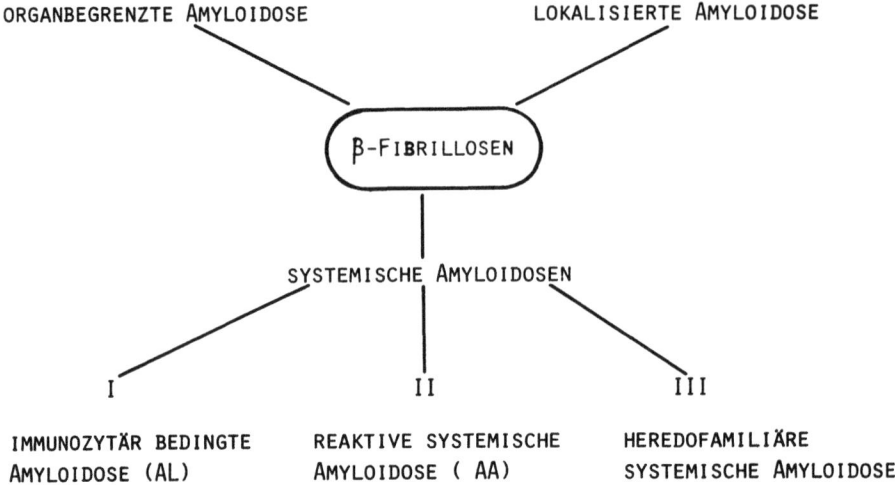

Abb. 2. Klassifikation der Amyloidose

zur Resistenz der Fibrillen gegenüber proteolytischer Verdauung und zur Unlöslichkeit unter physikalischen Bedingungen. Das Resultat ist eine Anhäufung des Materials in den Geweben mit konsekutiver Druckatrophie der beteiligten Organe.

Abbildung 2 zeigt eine mögliche Klassifikation der Amyloidose, die auf klinisch-pathologischen und chemischen Eigenschaften beruht. Eine systemische Amyloidose könnte eingeteilt werden in

I.   eine systemisch immunozytär bedingte Amyloidose (AL-Amyloidose),

II.   eine systemisch reaktive Amyloidose (AA-Amyloidose) (früher sekundäre Amyloidose),

III. eine heredofamiliäre Amyloidose (z. B. FMF).

Die Hauptproteinbestandteile sind AL-Amyloid, das auf die variablen Anteile von Immunglobulinleichtketten zurückgeht, und AA-Amyloid, als dessen Vorläufer das SAA-Serumprotein – ein akutes Phaseprotein – angesehen wird (Benditt u. Eriksen 1971; Husby et al. 1972; Isersky et al. 1971; Kimura et al. 1972; Levin et al. 1973; Skinner et al. 1975).

Unglücklicherweise führten die Fortschritte in den Grundlagenwissenschaften nicht unverzüglich zu einer verbesserten Behandlung der Amyloidose.

Auch heute noch hat eine Amyloidose eine schlechte Prognose, falls es nicht gelingt, eine möglicherweise zugrunde liegende Erkrankung wie Tuberkulose, rheumatische Arthritis oder Osteomyelitis zu therapieren.

Patienten mit der AL-Variante der Erkrankung sterben häufig an unbehandelbarer Herzinsuffizienz, die das Resultat einer infiltrativen Kardiomyopathie ist, oder an therapieresistenten Arrhythmien, die auf die Beteiligung des Reizleitungssystems zurückzuführen sind.

Das AA-Amyloid ist mit Niereninsuffizienz und letztlich terminaler Urämie vergesellschaftet. Eine häufige Todesursache auch bei den hämodialysierten oder transplantierten Patienten ist eine unbemerkte Nebennereninsuffizienz. Ein Wiederauftreten des Krankheitsprozesses in transplantierten Nieren kann vorkommen.

Die Prognose amyloidischer Patienten mit Nierenversagen ist, verglichen mit anderen Patienten mit endgradiger Niereninsuffizienz, schlechter.

Eine neue Hoffnung könnte die Einführung von DMSO in die Amyloidtherapie sein. In-vitro-Beobachtungen zeigten, daß DMSO Amyloidfibrillen in schmale Untereinheiten aufbrechen kann.

Osserman et al. (1980) sowie Kedar et al. (1977) beobachteten die Effekte von DMSO an einem tierexperimentellen Modell. Isobe u. Osserman et al. (1976) zeigten, daß Verabreichung von DMSO zu einer Reduktion der kaseininduzierten Amyloidose in Mäusen führte, Kedar et al. (1977) beobachteten eine Rückbildung von Amyloidablagerungen unter DMSO-Behandlung im AA-Amyloid-Mäusemodell. Die Ergeb-

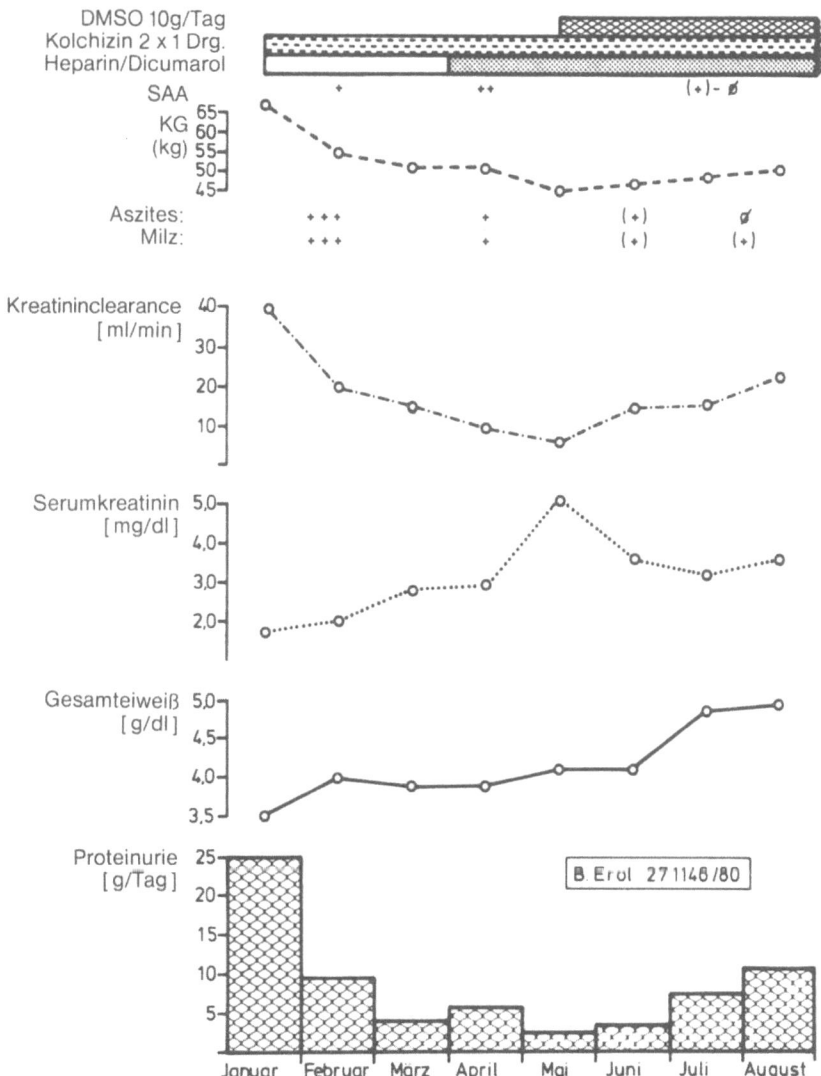

Abb. 3. DMSO-Therapie einer Amyloidose infolge familiären Mittelmeerfiebers

nisse dieser Experimente führten zu begrenzten klinischen Therapieversuchen mit DMSO bei menschlicher Amyloidose. Ravid et al. (1977) berichteten über das Auftreten amyloidähnlichen Materials im Urin DMSO-behandelter Patienten mit renaler Amyloidose.

Eine prolongierte Administration von DMSO beim Menschen ist durch Osserman et al. (1980) beschrieben worden. Die Ergebnisse von Osserman sind unschlüssig, diejenigen von Rijswijk et al. (1980) sind ermutigend.

Unsere eigene Arbeitsgruppe erzielte ein gutes therapeutisches Ansprechen bei Patienten mit AA-Amyloidose (Löffler et al. 1983), hatte aber keinerlei Erfolg bei Patienten mit der AL-Variante der Erkrankung.

Abbildung 3 zeigt das Ergebnis einer DMSO-Therapie bei einem Patienten mit Amyloidose infolge familiären Mittelmeerfiebers: Während der Verabreichung von Kolchizin verbesserte sich der Zustand des Patienten allgemein, die Nierenfunktion verschlechterte sich aber. Eine zusätzliche Behandlung mit DMSO führte zu einer Abnahme der Serumkreatininkonzentration und zu einer entsprechenden Zunahme der Kreatininclearance.

Die wichtigste Beobachtung ist eine Abnahme der SAA-Serumkonzentration – des Serumvorläufers von AA-Amyloid. Niedermolekulare Fragmente von Amyloid-fibrillen konnten von uns im Urin immunologisch nicht nachgewiesen werden (Abb. 4).

Zum gegenwärtigen Zeitpunkt ist es noch immer unklar, ob die Effekte von DMSO auf eine reversible oder irreversible Veränderung der Proteinstruktur, auf eine Stabi-lisierung lysosomaler Membranen, auf einen unspezifischen antiphlogistischen Effekt, auf eine Behinderung eines Amyloidverstärkungsfaktors, auf einen Anstieg

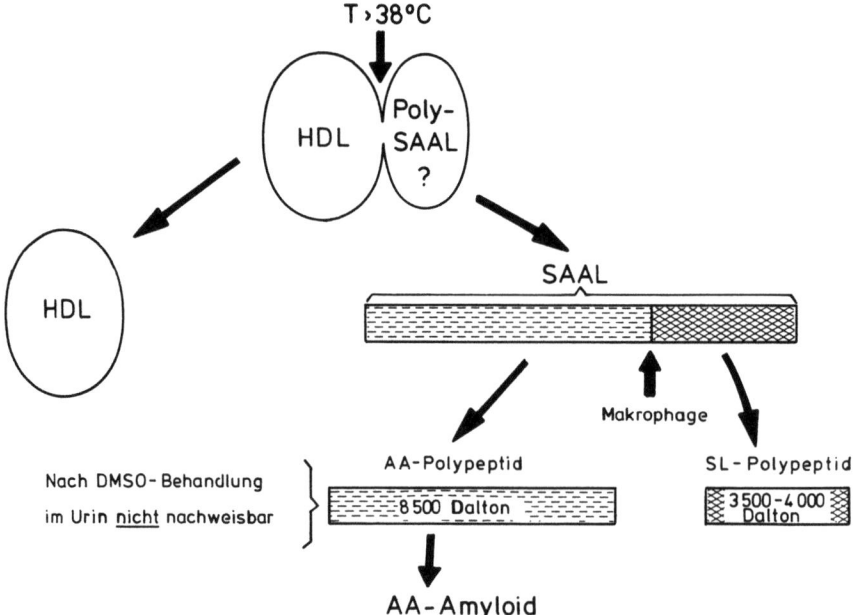

Abb. 4. Bildung von AA-Amyloid aus HDL-Poly-SAAL

der Konzentration amyloidabbauender Serumenzyme oder einen anderen Mechanismus zurückzuführen sind.

In unseren Untersuchungen konnten wir eine Verminderung der SAA-Konzentration (Serumvorläufer von AA-Amyloid) nachweisen. Einen Anstieg der Urinausscheidung von AA-Amyloiduntereinheiten konnten wir nicht zeigen (Löffler et al. 1983).

Eine verläßliche Schlußfolgerung in bezug auf den Wert der DMSO-Behandlung von Amyloidosen kann z. Z. noch nicht gegeben werden. Es muß noch eine größere Anzahl von Patienten behandelt werden, um die mögliche Rolle des DMSO in der therapeutischen Strategie dieser Erkrankung einschätzen zu lernen.

Summary

The term "amyloidosis" was introduced by Virchow (1953), who believed that the tissue deposits he observed were composed of polysaccharides, because of their appearance and their staining behavior.

The term ist applied to a group of diseases which until recently were believed to be untreatable. The nature of these usually fatal diseases was not known, and their pathogenesis was not understood at all.

The efforts of many authors have led to a better understanding of this disease complex. Today we know that the common physicochemical properties of amyloid are not due to a general chemical composition but are rather the result of a specific protein structure – the antiparallel β-pleated sheet structure of polypeptide chains.

The advances in the area of basic science unfortunately did not allow an immediate improvement in the treatment of amyloidosis. New hope seems justified since the introduction of DMSO for therapy. Observations have shown that DMSO can break up amyloid fibrils into small subunits in vitro. Isobe and Osserman (1976) and later Kedar et al. (1977) studied the effects of DMSO in an experimental animal model. The results of these experiments encouraged limited clinical trials of DMSO in human amyloidosis. Further groups studying the effects of DMSO treatment in human amyloidosis are van Rijswijk et al. and our own team.

We have found a good therapeutic response in patients with AA-amyloidosis, but have had no success in a patient with an ALvariant of the disease complex.

At present it is still unclear whether the effects of DMSO in amyloidosis are due to reversible or irreversible alterations in the protein structure of subunit proteins, to stabilization of lysosomal membranes, to an unspecific anti-inflammatory effect (via lymphokines), or to some other, so far unknown, mechanism.

In our investigations we were able to demonstrate a reduction of SAA concentration as the serum precursor of AA amyloid. It can not be ascertained whether this was the main effect or simply an epiphenomenon. We could not demonstrate an increase in the urinary AA subunit excretion.

No definitive conclusion is yet possible concerning the effects of DMSO in the treatment of amyloidosis. The number of treated patients is still too small, and the therapeutic regimen varies considerably from team to team. In addition, it is simply impossible to perform a double blind study, because of the agent's odor.

Literatur

Benditt EP, Eriksen N (1971) Chemical classes of amyloid substance. Am J Pathol 231–49; 65

Bonar L, Cohen AS, Skinner MM (1969) Characterization of the amyloid fibril as a cross-β-protein. Proc Soc Exp Biol Med 131 (5): 1373

Eanes ED, Glenner GG (1968) X-ray diffraction studies of amyloid filaments. J Histochem Cytochem 16: 637

Husby G, Skletten K, Michaelsen TE, et al. (1972) Alternative non-immunoglobulin origin of amyloid fibrils. Nature (New Biol) 238: 187

Isersky C, Page DL, Cuatrecasas P, De Lellis RA, Glenner GG (1971) Muerine amyloidosis: immunologic characterization of amyloid fibril protein. J Immunol 107 (8): 1690

Isobe T, Osserman EF (1976) In: Wegelins O, Pasternak A (eds) Amyloidosis. Academic, London, p 247

Kedar JM, Grunwald M, Ravid M (1977) Treatment of experimental murine amyloidosis with dimenthyl sulfoxide. Eur J Clin Invest 7: 149

Kimura S, Sayer R, Terry WD, Glenner GG (1972) Chemical evidence for y-type amyloid fibril proteins. J Immunol 109 (2): 891

Levin M, Pras M, Franklin EC (1973) Immunologic studies of the major nonimmunoglobulin protein of amyloid; I, Identification and partial characterization of a related serum component. J Exp Med 138 (80): 373

Löffler HJ, Brass H, Thoenes W, Linke RP (1983) Familial Mediterranean fever with amyloidosis. Dtsch Med Wochenschr 6: 210

Osserman EF, Sherman WH, Kyle RA (1980) Further studies of therapy of amyloidosis with dimenthylsulfoxide. In: 1, 2, 3 (eds) Amyloid and Amyloidosis. p 563 1Glenner GG, 2 Pinho e Costa P, 3 Falcao de Freitas A

Ravid M, Kedar JM, Sohar E (1977) Effect of a single dore of dimenthylsulfoxide in renal amyloidosis. Lancet 31: 730

Rijswijk MH van, Ruinen L, Donker AJM, Maroink J, Ockhuizen Th, de Blecourt JJ, Mandema E (1980) Successful treatment with Dimenthylsulfoxide of human amyloidosis secondary to rheumatoid arthritis. In: 1, 2, 3 (eds) Amyloid and Amyloidosis. p 563 1 Glenner GG, 2 Pinho e Costa P, 3 Falcao de Freitas A

Skinner M, Benson MD, Cohen AS (1975) Amyloid fibril protein related to immunoglobulin 2-chains. J Immunol 114 (5): 1433

Virchow R (1854) Über eine in Gehirn und Rückenmark des Menschen aufgefundene Substanz mit der chemischen Reaktion der Cellulose. Arch Pathol Anat Physiol Klin Med 6: 135–138

V. DMSO als kryoprotektives Agens

Auswirkungen einer DMSO-Kryoprotektion auf die experimentelle „Super-cooling-Konservierung" von Hundenieren

K. Kürten, U. Beiderwellen, N. Fischer und R. Grundmann

Infolge seiner kryoprotektiven Eigenschaften spielt das DMSO heute eine wesentliche Rolle bei der experimentellen und klinischen Konservierung von Einzelzellen und bradytrophen Geweben. Da im Gegensatz hierzu das Einfrieren ganzer Organe derzeit noch problematisch ist, soll im folgenden am Beispiel der Hundeniere über unsere Erfahrungen mit der Kryokonservierung von intakten Organen berichtet werden.

Normalerweise werden Nieren zu Transplantationszwecken in speziellen Konservierungslösungen mit ausbalancierter Elektrolytkonzentration bei Temperaturen von +4°C konserviert (Collins et al. 1969). Durch weitere Senkung der Konservierungstemperatur läßt sich der bestehende Reststoffwechsel nochmals vermindern, was zur Erreichung besserer Konservierungsergebnisse wünschenswert wäre. Werden dabei Konservierungstemperaturen unterhalb der 0°C-Grenze verwendet, ist in jedem Fall der Zusatz kryoprotektiver Substanzen zur Konservierungslösung notwendig. Infolge seiner guten kryoprotektiven Eigenschaften hat hier das DMSO aus der Vielzahl der geeigneten Stoffe eine führende Rolle erlangt.

Ziel unserer Untersuchung war es, anhand systematischer Funktions- und Stoffwechselmessungen an in DMSO konservierten Nieren Aufschlüsse über das Organverhalten unter reduzierten Konservierungstemperaturen zu erhalten. Die Nieren wurden hierzu einer sog. „Super-cooling-Konservierung" unterzogen. Hierunter versteht man die Verwendung von Konservierungstemperaturen, bei denen das Zytoplasma infolge seiner hohen Osmolalität noch nicht einfriert, jedoch erheblich unter die 0°C-Grenze herabgekühlt wird.

Material und Methode

Bastardhunde wurden beiderseits nephrektomiert. Die Nieren wurden anschließend mit einer Euro-Collins-Lösung, der 0,5–1,5 mol/l DMSO zugesetzt wurde, blutleer gespült und dann in dieser Lösung bei Temperaturen zwischen +4°C und −10°C für 12–48 h gelagert. Nach der Konservierung wurde ein Teil der Nieren an die Halsgefäße eines nephrektomierten Empfängertieres zur Funktionskontrolle (PAH-Clearancemessung) transplantiert. Von der jeweiligen kontralateralen Niere wurden Gewebeproben aus der Rinde entnommen. Diese wurden biochemisch auf ihren Gehalt an Adeninnukleotiden überprüft. In den Perfusaten, die beim Ausspülen der

Nieren nach Konservierung anfielen, wurden die arteriovenösen pO_2-Differenzen ermittelt und daraus der aktuelle O_2-Verbrauch (Sinha et al. 1973) errechnet; ferner ermittelten wir darin die Konzentrationen an Laktatdehydrogenase (LDH).

Ergebnisse

Summe der Adeninnukleotide in der Nierenrinde

Die Gewebekonzentration der Adeninnukleotide (SAN = ATP + ADP + AMP) in der Nierenrinde (Tabellen 1 und 2) zeigt einen deutlichen Anstieg, wenn die Konservierungstemperatur sinkt. Verglichen mit einer Konservierung bei +4°C werden bei −2°C und −10°C jeweils signifikant höhere SAN-Konzentrationen für die 1,5-mol/l-DMSO-Gruppe gefunden. Des weiteren wird der während längerer Lagerungszeiten beobachtete Verlust an SAN erheblich gemindert. In allen Gruppen findet sich zusätzlich jedoch ein Abfall der SAN bei steigenden DMSO-Konzentrationen und ansonsten gleichbleibenden Konservierungsbedingungen.

O_2-Verbrauch

Während einer Konservierung durch „super-cooling" läßt sich eine temperaturabhängige Senkung des renalen O_2-Verbrauchs nachweisen, wobei dieser jedoch zusätzlich von der verwendeten DMSO-Konzentration abhängt. Je höher die DMSO-Konzentration, desto niedriger der O_2-Verbrauch (Tabelle 3).

Tabelle 1. Konzentration der Summe der Adeninnukleotide (µmol/g korrigiertes Feuchtgewicht) (n = 6 für alle Gruppen)

DMSO-Konzentration	t	Konservierungstemperatur +4°C	−2°C	−6°C	−10°C
0,5 mol/l	12 h	1,44 ±0,3	1,46 ±0,4		
	24 h	1,13 ±0,1	1,35 ±0,1	–	–
	48 h	1,09 ±0,3	1,23 ±0,3		
1,0 mol/l	12 h	1,31 ±0,1	1,47 ±0,2	1,60 ±0,4	
	24 h	1,07 ±0,1	1,31 ±0,2	1,44 ±0,3	–
	48 h	0,80 ±0,1	1,22 ±0,3	1,25 ±0,3	
1,5 mol/l	12 h	0,93 ±0,2	1,46 ±0,3	1,60 ±0,2	1,78 ±0,3
	24 h	0,93 ±0,2	1,36 ±0,1	1,40 ±0,3	1,78 ±0,3
	48 h	0,77 ±0,1	1,14 ±0,3	1,22 ±0,2	1,40 ±0,3

Tabelle 2. AMP-Konzentration (µmol/g korrigiertes Feuchtgewicht) (n = 6 für alle Gruppen)

DMSO-Konzentration	t	Konservierungstemperatur +4°C	−2°C	−6°C	−10°C
0,5 mol/l	12 h	0,90 ±0,13	0,95 ±0,38		
	24 h	0,67 ±0,15	0,83 ±0,37	−	−
	48 h	0,52 ±0,12	0,77 ±0,31		
1,0 mol/l	12 h	0,92 ±0,24	0,92 ±0,37	0,95 ±0,22	
	24 h	0,67 ±0,08	0,92 ±0,19	0,76 ±0,14	−
	48 h	0,67 ±0,23	0,79 ±0,26	0,73 ±0,22	
1,5 mol/l	12 h	0,74 ±0,14	0,95 ±0,18	1,01 ±0,28	1,06 ±0,11
	24 h	0,63 ±0,14	0,83 ±0,23	0,85 ±0,18	0,89 ±0,09
	48 h	0,53 ±0,11	0,76 ±0,19	0,83 ±0,22	0,87 ±0,16

Tabelle 3. O_2-Verbrauch (µmol/min/g Nierengewicht) (n = 6 für alle Gruppen)

DMSO-Konzentration	Konservierungstemperatur +4°C	−2°C	−6°C	−10°C
0,5 mol/l	1,17 ±0,29	0,83 ±0,29	−	−
1,0 mol/l	0,80 ±0,44	0,39 ±0,29	0,28 ±0,12	−
1,5 mol/l	0,66 ±0,22	0,15 ±0,22	0,12 ±0,09	0,09 ±0,07

LDH-Freisetzung

Sowohl fallende Konservierungstemperaturen, als auch steigende DMSO-Konzentrationen führen zu einer vermehrten LDH-Freisetzung der Nieren nach Konservierung (Tabelle 4).

PAH-Clearance nach 12 h Super-cooling-Konservierung

Eine Super-cooling-Konservierung ermöglicht keine Verbesserung der Sofortfunktion gleichlang hypotherm gelagerter Nieren. Je tiefer die Konservierungstemperatur und je höher die verwendete DMSO-Konzentration, desto schlechter das Funktionsergebnis (Tabelle 5).

Tabelle 4. LDH-Freisetzung (mU/ml) (n = 6 für alle Gruppen)

DMSO-Konzentration	Konservierungstemperatur +4°C	−2°C	−6°C	−10°C
0,5 mol/l	137,5 ± 98,2	194,03 ± 95,4	–	–
1,0 mol/l	169,6 ±113,4	195,3 ± 68,7	324,2 ± 88,0	–
1,5 mol/l	285,0 ±126,9	328,4 ± 96,8	386,2 ±102,6	416,2 ±123,7

Tabelle 5. PAH-Clearance nach 12 h Konservierungszeit (ml/min/100 g Nierengewicht) (n = 6 für alle Gruppen)

DMSO-Konzentration	Konservierungstemperatur + 4°C	−2°C	−6°C
0,5 mol/l	55,9 ±34,2	16,7 ±12,5	
1,0 mol/l	25,6 ±19,4	11,4 ± 9,2	10,93 ± 8,2
1,5 mol/l	11,8 ± 4,3	7,7 ± 6,4	6,61 ± 4,25

Diskussion

Da bisher eine standardisierte Methode zur erfolgreichen Kryokonservierung von Nieren aussteht (Dietzman et al. 1973; Guttman et al. 1977; Kürten et al. 1981; Pegg et al. 1978), haben wir in den vorliegenden Experimenten systematisch die Auswirkungen der wichtigsten Einflußgrößen – d. h. Konservierungstemperatur und Kryoprotektivakonzentration – auf den Stoffwechsel und den Funktionszustand von durch „Super-cooling" konservierte Nieren untersucht. Die Idee einer Super-cooling-Konservierung basiert dabei auf der Möglichkeit einer zusätzlichen Stoffwechselreduktion über die der herkömmlichen hypothermen Lagerung hinaus.

Ein wesentliches Kriterium für den energetischen Zustand eines Organs unter Konservierungsbedingungen ist die Höhe des intrazellulären Adeninnukleotidpools. Ein hohes Niveau sollte hier auf jeden Fall angestrebt werden. Dies gelang uns in der vorliegenden Untersuchung durch die Verwendung von Super-cooling-Konservierungstemperaturen. Verglichen mit der Kontrollgruppe bei +4°C war die Summe der Adeninnukleotide deutlich erhöht, wenn tiefere Lagerungstemperaturen verwendet wurden. Auch der Abfall der SAN-Konzentrationen während längerer Konservierungsperioden wurde durch Verwendung von Super-cooling-Temperaturen deutlich vermindert (Tabelle 1).

Wichtig ist dabei nicht allein die absolute Höhe der SAN, sondern auch die der einzelnen ATP-, ADP- und AMP-Fraktionen am Gesamtnukleotidpool. In unseren Untersuchungen fanden wir hierzu einen sehr interessanten Effekt einer Super-cooling-Konservierung. Während die ATP- und ADP-Anteile am SAN-Pool sich während der Konservierungsphase unter ihren In-vivo-Wert verringerten, stieg die AMP-Konzentration an (Tabelle 2).

Dies muß auf eine kontinuierliche Dephosphorylierung der Adenosindi- und triphosphate während der Konservierung zurückgeführt werden, aber auch auf einen verminderten Abbau des AMP infolge einer temperaturabhängigen Hemmung des Schlüsselenzyms 5'-Nukleotidase. Hiermit ergibt sich ein deutlicher Vorteil einer Super-cooling-Konservierung für den Energiehaushalt des zu konservierenden Organs, denn insbesondere größere AMP-Reserven am Konservierungsende können von erheblicher Bedeutung für die zu erwartende Organfunktion sein, da nach Transplantation Adeninnukleotide höherer energetischer Wertigkeit aus den vorhandenen AMP-Reserven schneller aufgebaut werden können. Ferner sind energieverbrauchende Neusynthesen von AMP-Vorstufen nur in geringerem Ausmaß notwendig.

Vorteile ergeben sich auch bei Betrachtung der renalen O_2-Verbrauchswerte nach einer Super-cooling-Konservierung. Hier läßt sich ebenfalls die gewünschte Stoffwechselreduktion anhand eines verringerten O_2-Verbrauchs in Abhängigkeit von der Tiefe der Konservierungstemperatur feststellen (Tabelle 4). Parallel zu unseren Stoffwechselanalysen haben wir ferner überprüft, welche Funktion derart konservierte Nieren nach Transplantation aufweisen. Erstaunlicherweise ergab sich hierbei ein temperatur- und DMSO-konzentrationsabhängiger Verlust an Nierenfunktion bereits nach 12 h Konservierung (Abb. 1). Deshalb sahen wir von der Erprobung längerer Konservierungsperioden ab.

Wie sind nun diese Funktionsergebnisse zu erklären?

Einerseits muß hervorgehoben werden, daß tiefere Temperaturen offensichtlich trotz Kryoprotektion immer noch einen negativen Effekt auf die zelluläre Integrität der konservierten Organe haben. Dies zeigt sich daran, daß die Nierenfunktion auch bei maximaler DMSO-Konzentration von 1,5 mol/l weiter vermindert wird, wenn die Lagerungstemperatur kontinuierlich sinkt. Wird unter diesen Bedingungen die Freisetzung des zellständigen Enzyms LDH nach Konservierung als Indikator für eine vorhandene Zellschädigung gemessen, so findet sich ein deutlicher Anstieg der LDH-Konzentrationen mit der Tiefe der Konservierungstemperatur.

Neben der Konservierungstemperatur üben offensichtlich auch die verwendeten DMSO-Konzentrationen einen wesentlichen Einfluß auf die Sofortfunktion nach Konservierung aus. Dies zeigt sich an einer Verringerung des O_2-Umsatzes und einer vermehrten LDH-Freisetzung unter steigenden DMSO-Konzentrationen bei ansonsten gleichen Konservierungsbedingungen. Inwieweit dies durch direkte chemische Wirkung des DMSO auf die Zelle oder durch die mit dem DMSO-Einstrom erhöhte intrazelluläre Osmolalität verursacht wird, muß offen bleiben. Während sich diese Beobachtungen im Super-cooling-Bereich noch in engen Grenzen halten, werden die durch den Kryoprotektivazusatz hervorgerufenen konzentrationsabhängigen Schäden offensichtlich, wenn die Nieren nach der Konservierungsperiode wieder erwärmt werden. So finden sich bei einer Konservierungstemperatur von +4°C in Abhängigkeit von der verwendeten DMSO-Konzentration ein unerwünschter Abfall der renalen SAN-Konzentrationen, ein ebenso stark verminderter O_2-Verbrauch und ein Anstieg der Laktatdehydrogenase.

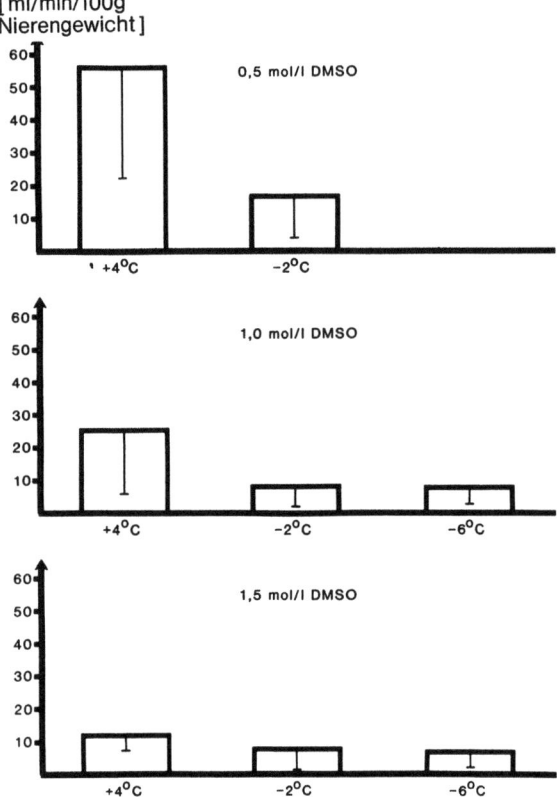

Abb. 1.   PAH-Clearance nach 12 h Super-cooling-Konservierung in DMSO-haltigen Lösungen

Zusammenfassend sind daher folgende Schlußfolgerungen aus der vorliegenden Versuchsreihe zu ziehen:

1. Super-cooling-Konservierungstemperaturen reduzieren den renalen Stoffwechsel während der Konservierung.
2. Es sollten möglichst geringe DMSO-Konzentrationen zur Kryoprotektion Verwendung finden.
3. Hohe DMSO-Konzentrationen sind vor einer Erwärmung aus dem Organ wieder zu entfernen.

Als Konsequenz aus dieser Versuchsreihe haben wir in weiteren Untersuchungen die Nieren zur Stoffwechselreduktion bei −20°C eingefroren und das DMSO vor der Transplantation ausgewaschen (s. Kapitel „Gefrierkonservierung von Nieren unter DMSO-Kryoprotektion").

Summary

Renal metabolism is not completely depressed under hypothermic storage conditions. A further reduction of the preservation temperature could be a way of prolonging the storage periods and improving the preservation results. Therefore, in this investigation we tested the influence of long-term supercooling storage for up to 48 h on renal metabolism and function. With storage temperatures between $+4°C$ and $-10°C$ and Euro-Collins solutions containing 0.5–1.5 mol/liter DMSO, a temperature-dependent improvement in renal cortex adenine nucleotide concentrations was found. This positive influence on renal energy status is lost when the organ is rewarmed after preservation without first washing out the DMSO. In this case a negative effect of DMSO on renal energy metabolism was found. According to these findings kidney function after supercooling storage in solutions containing DMSO is reduced compared with that in the corresponding control group.

Literatur

Collins GM, Bravo-Sugarman M, Terasaki P (1969) Kidney preservation for transplantation. Lancet 2: 1219

Dietzman RH, Graham AE, Crabo EF, Lillehei RC, Rebelo RH (1973) Long-term functional success following freezing of canine kidneys. Surgery 74: 181

Guttman FM, Robitaille F, Lizin J, Blanchard H (1977) Physiologic investigation of frozen-thawed canine kidneys Transplant Proc 9 (1): 255

Kürten K, Grundmann R, Brunöhler U (1981) Kidney preservation at super-cooling temperatures using diemethylsulfoxid Probl Hämatol Transplant Transfus 8: 313

Pegg DE, Green CJ, Walter C (1978) Attempted canine renal cryopreservation using dimethyl sulphoxide, helium perfusion and microwave thawing. Cryobiology 15: 618

Sinha BP, Atkinson SM, Pierce JM (1973) Renal viability and oxygen consumption measurements during preservation Invest Urol 10 (6): 411

Gefrierkonservierung von Nieren unter DMSO-Kryoprotektion

K. Kürten, N. Fischer, U. Beiderwellen und R. Grundmann

Mit der herkömmlichen Methode der hypothermen Lagerung lassen sich Nieren nur für begrenzte Zeit konservieren (Collins et al. 1969). Ein weiteres Absenken der Konservierungstemperatur unter die 0°C-Grenze durch sog. „super-cooling" begünstigt zwar die Energiesituation der Organe während der Konservierung, führt jedoch allein noch nicht zu einer Verbesserung der Konservierungsergebnisse (Kürten et al. 1981, 82, 83). Ziel der vorliegenden Arbeit war es daher, ein Modell zum direkten Einfrieren von Nieren zu entwickeln, an dem Veränderungen der Konservierungsmodalitäten systematisch erprobt werden können. Im einzelnen sollten folgende Fragen untersucht werden:

- Ist eine Nierenkonservierung bei −20°C für zunächst 15 min möglich und welche Funktionsleistung läßt sich dabei erreichen?
- Wie verhält sich der Organstoffwechsel unter einer Gefrierkonservierung?
- Welchen Zellschaden ruft eine Gefrierkonservierung hervor?

Material und Methode

Bastardhunde wurden beiderseits nephrektomiert und die Nieren einer Dauerperfusion mit einem eiweißhaltigen Perfusat vom extrazellulären Typ für zunächst 20 min unterzogen. Diesem Perfusat wurde 0,03 mol/min DMSO zugesetzt, bis eine Konzentration von 1,5 mol/l DMSO erreicht war. Die Nieren wurden dann durch orthograde Persufflation mit in Stickstoff vorgekühltem Helium in einer Kühlkammer rasch auf −20°C eingefroren und bei dieser Temperatur für 15 min gelagert. Anschließend erfolgte die Wiedererwärmung der Organe durch eine 30minütige Heliumpersufflation bei Raumtemperatur. Nach dem Auftauen wurde das in den Nieren befindliche DMSO durch eine 50minütige Dauerperfusion mit DMSO-freiem Perfusat wieder ausgewaschen, dem zur Vermeidung eines osmotischen Schocks Saccharose in fallender Konzentration zugesetzt war. Sobald die Osmolalität des Perfusats den Ausgangswert wieder erreicht hatte, erfolgte eine abschließende Perfusion mit zusatzfreier Eiweißlösung für weitere 20 min. Nachdem diese Perfusionsvorgänge abgeschlossen waren, wurden die Nieren an die Halsgefäße eines beiderseits nephrektomierten Empfängertieres transplantiert und die Sofortfunktion der Nieren mittels PAH- und Inulinclearance über 6 h verfolgt. Als Kontrollgruppe dienten Nieren, die lediglich entsprechend lang maschinell perfundiert wurden. Während der jeweiligen Perfusionsvorgänge wurden die Veränderungen der LDH-Konzentration im Perfusat bestimmt. O_2-Verbrauchsmessungen gaben zusätzlich Auskunft über die Stoffwechselaktivität der Nieren während der Konservierung.

Ergebnisse

Funktionsmessungen

Mit dem in unserem Modell verwendeten Konservierungsverfahren ließen sich die Nieren erfolgreich für 15 min einfrieren. Mit einer PAH-Clearance von 37,76 ± 19,89 ml/min/100 g Nierengewicht und einer Inulinclearance von 6,93 ± 3,34 ml/min/100 g Nierengewicht zeigten sie nach dem Auftauen eine Sofortfunktion, die nur unwesentlich unter dem Ergebnis einer nicht eingefrorenen Vergleichsgruppe lag (Tabelle 1 und Abb. 1).

Tabelle 1. Funktionsmessungen nach 15 min Gefrierkonservierung (n = 6 für alle Gruppen)

Kontrollgruppe (+7°C)		Gefrierkonservierung (−20°C)	
PAH-Clearance [ml/min/100 g Nierengewicht]	Inulinclearance [ml/min/100 g Nierengewicht]	PAH-Clearance [ml/min/100 g Nierengewicht]	Inulinclearance [ml/min/100 g Nierengewicht]
61,06 ±12,25	20,78 ± 2,66	37,76 ±19,89	6,93 ±3,34

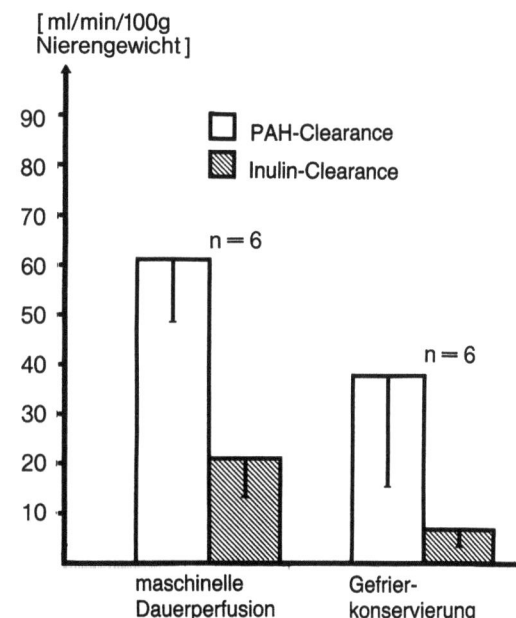

Abb. 1. PAH- und Inulinclearance nach Gefrierkonservierung im Vergleich zur Clearance bei maschineller Dauerperfusion

O_2-Verbrauch

Eine Gefrierkonservierung bei −20°C reduziert den Reststoffwechsel der Niere, verglichen mit der Kontrollgruppe, um weitere 33,75% (Tabelle 2).

Tabelle 2. O$_2$-Verbrauch (µg/min/g Nierengewicht) (n = 6 für alle Gruppen)

	10	40	70	90	110	140	170 [min]
Gefrierkonservierung (−20°C)	1,30 ±0,33	1,49 ±0,31	1,39 ±0,23	–	0,87 ±0,29	1,16 ±0,32	1,48 ±0,27
Kontrollgruppe (+7°C)	1,29 ±0,29	1,35 ±0,32	1,43 ±0,23	1,43 ±0,26	1,42 ±0,34	1,37 ±0,31	1,42 ±0,30

LDH-Freisetzung

Unter dem Gefriervorgang steigt die LDH-Ausschüttung als Zeichen eines fortschreitenden Zellschadens auf das 3- bis 4fache der Vergleichsgruppe an (Tabelle 3).

Tabelle 3. LDH-Freisetzung (mU/min/g Nierengewicht) (n = 6 für alle Gruppen)

	10	40	70	90	110	140	170 [min]
Gefrierkonservierung (−20°C)	3,87 ±2,38	3,78 ±1,81	4,10 ±2,15	–	13,02 ± 1,36	15,71 ± 3,21	16,81 ± 4,08
Kontrollgruppe (+7°C)	1,78 ±1,06	2,53 ±1,77	5,44 ±2,66	4,10 ±1,57	4,92 ± 3,20	4,14 ± 4,24	3,29 ± 1,55

Diskussion

Unser neu entwickeltes Perfusions-/Persufflationsgefrierverfahren ermöglicht eine erfolgreiche und reproduzierbare Nierenkonservierung bei −20°C für 15 min. Alle eingefrorenen Nieren zeigten eine relativ gute Sofortfunktion, die nur geringfügig unter der unserer Kontrollgruppe lag (Abb. 1).

Deutlich positive Auswirkungen der Gefrierkonservierung auf den Organstoffwechsel lassen sich ebenfalls nachweisen. Dies war zu erwarten, da bereits frühere Untersuchungen mit einer „Super-cooling-Konservierung" bis −10°C eine Abhängigkeit des O$_2$-Verbrauchs und der Summe der Adeninnukleotide in der Nierenrinde von der gewählten Konservierungstemperatur nachgewiesen haben (Kürten et al. 1981, 82, 83). Entsprechend findet man auch in diesen Versuchen einen signifikant verminderten O$_2$-Verbrauch im Anschluß an den Gefriervorgang (Abb. 2).

Gerade damit ist aber ein wesentliches Ziel erreicht, denn der Vorteil einer Gefrierkonservierung liegt allein in einer weiteren Verminderung des Organstoffwechsels. Zwar wurde bereits früher vereinzelt über eine erfolgreiche Konservierung von Nieren durch Einfrieren berichtet, jedoch führten bisherige Versuchsmodelle (Dietzman et al. 1973; Guttman et al. 1977; Mundt et al. 1965; Pegg 1972; Pegg et al. 1978) nicht zu reproduzierbaren Funktionsergebnissen, während bei unserem Versuchsaufbau alle transplantierten Nieren eine gute Sofortfunktion zeigten. Das von uns entwickelte Organeinfriersystem erlaubt somit durch Veränderung einzelner Versuchsvariablen wie z. B. der Art und der Konzentration der Kryoprotektiva, der Gefrier- und Auftauraten oder der Perfusatzusammensetzung die daraus günstigste Kombination zu ermitteln.

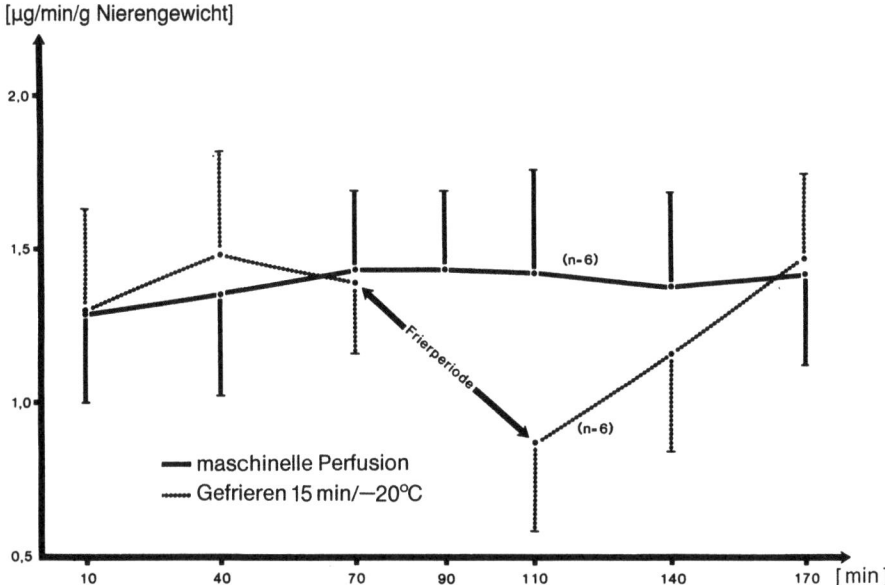

Abb. 2. O$_2$-Verbrauch nach Gefrierkonservierung im Vergleich zum Verbrauch bei maschineller Dauerperfusion

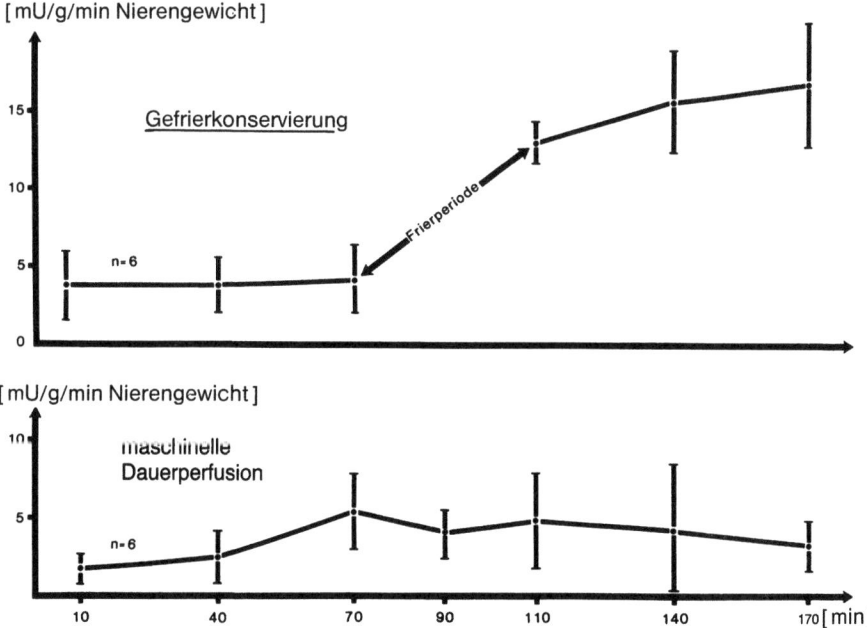

Abb. 3. LDH-Freisetzung im Perfusat nach Gefrierkonservierung im Vergleich zur Freisetzung bei maschineller Dauerperfusion

Im hier beschriebenen Versuchsaufbau fanden wir z. B. trotz schonendster Einfrier-
modalitäten noch immer einen erheblichen Anstieg der Laktatdehydrogenase (LDH)
im Perfusat nach Beendigung des Gefriervorgangs (Abb. 3), womit der Funktionsver-
lust der eingefrorenen Nieren im Vergleich zur Kontrollgruppe zu erklären wäre.
Hierin sehen wir einen Ansatz für künftige Verbesserungen durch Variation der
bestehenden technischen Grundlagen. Zur Interpretation dieser Meßwerte sei hinzu-
gefügt, daß die eingefrorenen Organe zusätzlich zum Gefriervorgang beim Wechsel
zwischen den einzelnen Perfusions- und Persufflationssystemen gewissen mechani-
schen Einflüssen ausgesetzt waren, so daß die nachgewiesene Steigerung der LDH-
Freisetzung nicht allein auf das Einfrieren als solches zurückzuführen ist. Derartige
Manipulationen müssen aber auch während eines Gefriervorgangs – ganz egal über
welche Zeit dieser abläuft – jeweils nur einmal getätigt werden.
Worin liegen nun die Vorteile unserer Methode gegenüber anderen bisher publizier-
ten Verfahren?

Hierzu müssen folgende Punkte hervorgehoben werden:
1. Wir haben sehr großen Wert darauf gelegt, das DMSO nach dem Gefriervorgang
   möglichst vollständig wieder zu entfernen. Frühere Untersuchungen haben
   gezeigt, daß DMSO in hohen Konzentrationen stoffwechselhemmend wirken
   kann. Dies gilt besonders dann, wenn die Konservierungstemperatur oberhalb der
   0°C-Grenze liegt (Kürten et al. 1981, 82, 83).
2. Durch den Zusatz von Saccharose zum Perfusat konnte ein osmotischer Schock
   während der Auswaschphase vermieden werden.
3. Wir haben in unseren Versuchen eine druckgesteuerte Persufflation mit Helium
   verwendet, wobei der Persufflationsdruck zwischen 80 und 100 mmHg lag. Auf
   diese Weise konnten sehr hohe Drucke während der Persufflation vermieden
   werden.
4. Zum Auftauen wurde eine schonende Erwärmung über den Gasstrom gewählt.
   Dies gestattet eine gleichmäßige – wenn auch relativ langsame – Erwärmung des
   ganzen Organs. Auf ein Auftauen im Mikrowellenherd wurde wegen der damit
   verbundenen ungleichmäßigen Erwärmung bewußt verzichtet.

Nur das Zusammenspiel dieser Kriterien ermöglichte eine vitalitätserhaltende
Gefrierkonservierung von Nieren. Inwieweit sich aus unserem Versuchsaufbau eine
Möglichkeit zur verbesserten langfristigen Organkonservierung ergibt, muß derzeit
noch offen bleiben.

Summary

Subzero temperatures have a beneficial influence on kidney energy status during
storage. In this investigation we addressed the question as to whether it is possible to
store kidneys by freezing with DMSO cryoprotection. Therefore canine kidneys were
continuously perfused with an albumin solution to which 1.5 mol/liter DMSO was
added, persufflated with precooled helium, and then stored for 15 min at −20°C.
After rewarming these kidneys were transplanted again and their function was moni-
tored. With our helium persufflation system kidneys could be preserved successfully

for 15 min at −20°C. Measurements of renal oxygen consumption showed that storage by freezing led in fact to the desired reduction of organ metabolism during preservation.

Literatur

Collins GM, Bravo-Sugarman M, Terasaki P (1969) Kidney preservation for transplantation. Lancet 2: 1219

Dietzman RH, Graham AE, Crabo EF, Lillehei RC, Rebelo RH (1973) Long-term functional success following freezing of canine kidneys. Surgery 74: 181

Guttman FM, Robitaille F, Lizin J, Blanchard H (1977) Physiologic investigation of frozen-thawed canine kidneys Transplant Proc 9 (1): 255

Kürten K, Grundmann R, Brunöhler U (1981) Kidney preservation at super-cooling temperatures using dimthylsulphoxide Probl Hämatol Transplant Transfus 8: 313

Kürten K, Grundmann R, Beiderwellen U, Fischer N (1982) The influence of different DMSO concentrations in the preservation solutions on kidney function and metabolism under super-cooling conditions. Cryo-Letters 3: 322

Kürten K, Fischer N, Beiderwellen U, Grundmann R (1983) The influence of subzero temperature preservation on kidney function and metabolism – successful kidney preservation at −20°C Eur Surg Res 15: 22

Mundt ED, De Falco AJ, Jacobsen YD (1965) Functional survival of kidneys subjected to extracorporal freezing and transplantation. Cryobiology 2: 62

Pegg DE (1972) Perfusion of rabbit kidneys with cryoprotective agents. Cryobiology 9: 411

Pegg DE, Green CJ, Walter C (1978) Attempted canine renal cyropreservation using dimethyl sulphoxide, helium perfusion and microwave thawing. Cryobiology 15: 618

VI. DMSO und hitzegeschädigte Haut (Tierexperimente)

Histologische Veränderungen von hitzegeschädigter Haut nach lokaler Applikation von DMSO

K. WOLF, P. POSEL und J. A. BAUER

DMSO (Dimethylsulfoxid) entfaltet bei epikutaner Applikation eine antiphlogistische und antineuralgische Wirkung und findet Verwendung als Trägersubstanz für Pharmaka. Kolb (1965) berichtet, daß die mit radioaktivem Schwefel markierten DMSO-Moleküle rasch und vollständig die Haut von Ratten penetrieren und überwiegend durch den Harn ausgeschieden werden. Ergänzend nennen Beger u. Hauthal (1971) eine enzymhemmende und bakteriostatische Wirkung.

Bei der Behandlung von Verbrennungen mit DMSO wird versucht, die enzymhemmende Wirkung zu nutzen und mögliche Komponenten der Verbrennungstoxine am Ort der Entstehung zu fixieren. Nach Koslowski (1982) muß die Forschung und auch die Therapie bei Verbrennungen von der Grundtatsache ausgehen, daß alle Schäden, die im Laufe der Verbrennungskrankheit entstehen, von der verbrannten Haut ausgehen. Daraus ergibt sich die therapeutische Forderung, den Kontakt zwischen der verbrannten Haut und dem Kreislauf möglichst bald zu unterbrechen und somit eine Ausschwemmung der Toxine in den Körperkreislauf zu verhindern.

Methode

Nach dem Verbrennungs- und Behandlungsmodell bei Ratten nach Bauer et al. (im Druck) wird eine tief dermale Verbrennung zweiten Grades unter Äthernarkose an der rasierten Rückenpartie von Wistar-Ratten erzeugt:

Temperatur: 75°C,
Zeit: 10 s,
Medium: Wasser,
Größe des Areals: 42 cm².

Vier verschiedene Behandlungsmethoden werden jeweils an 9 Ratten getestet:

A: Kaltwasserbehandlung, sofort nach der Thermoläsion;
B: Kaltwasserbehandlung, 5 min nach der Thermoläsion;
C: Epikutane DMSO-Applikation, 5 min nach der Thermoläsion;
D: Kontrollgruppe, ohne Behandlung nach der Thermoläsion.

Die Lokalisation der Probenentnahme ist aus Abb. 1 ersichtlich. Die Hautproben werden mit 10%igem Formalin fixiert, über eine Alkoholreihe entwässert und in Paraplast eingebettet. Die 9μm dicken Schnitte werden routinemäßig mit Hämalaun-Eosin gefärbt. An einigen Schnitten erfolgt zusätzlich eine Färbung nach Masson-Goldner, eine Färbung mit Toluidinblau, eine Färbung mit PAS und eine panoptische Färbung nach Pappenheim.

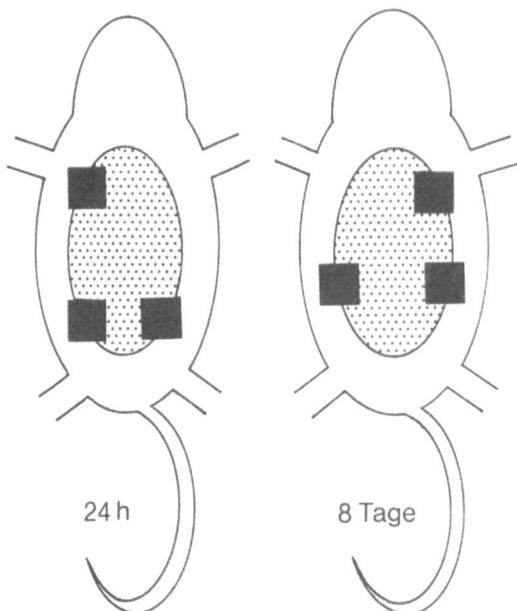

24 h   8 Tage

Abb. 1. Lokalisation
der Probenentnahme

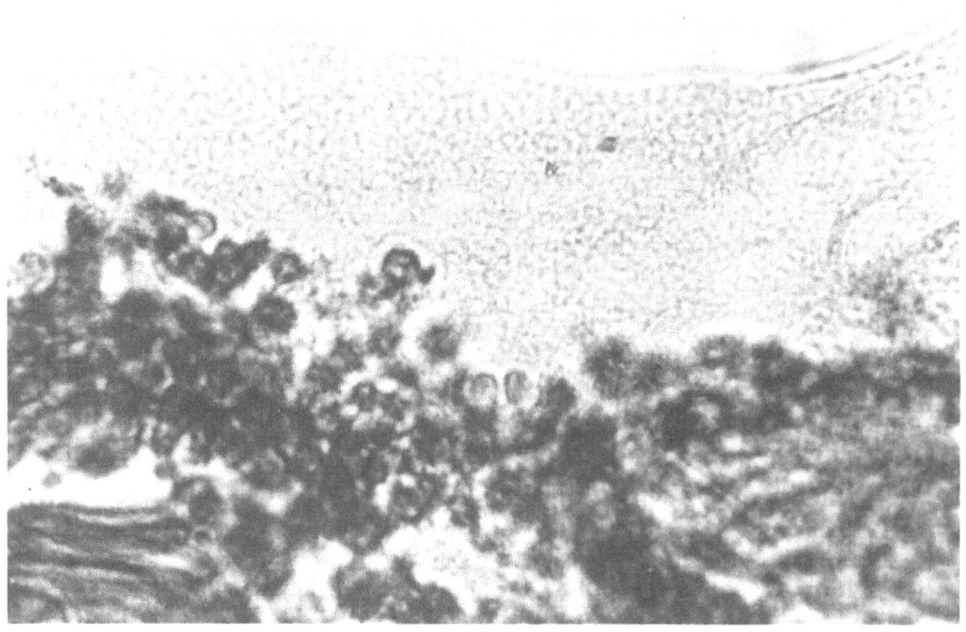

Abb. 2. Rattenhautepidermis, DMSO-Applikation, 24 h post laesionem (Vergr. 1000 fach)

Ergebnisse und Diskussion

24 h nach der Behandlung mit DMSO bildet sich ein denaturalisierter Saum, bestehend aus Zellresten der Epidermis und zerstörten Bindegewebezellen der Dermis (Abb. 2). Während eines Zeitraums von 8 Tagen entsteht in der Kutis und Subkutis eine Zellproliferation der Hautanhangsgebilde (Abb. 3). Im Gegensatz dazu führt die Kaltwasserbehandlung zur Ausbildung eines dichten Granulationssaums, der von Epidermiszellen aus den Randgebieten der Läsion unterwandert wird (Abb. 4). Bei der Färbung nach Masson-Goldner lassen sich die zahlreich neugebildeten Hautanhangsgebilde mit einem violetten Farbton gegenüber den grün gefärbten Bindegewebsfasern gut abgrenzen. Die Toluidinblaufärbung zeigt in unmittelbarer Nähe der proliferierenden Hautanhangsgebilde zahlreich vorhandene Mastzellen. Mit der PAS-Färbung läßt sich bei den DMSO-Präparaten eine vermehrte Bildung von

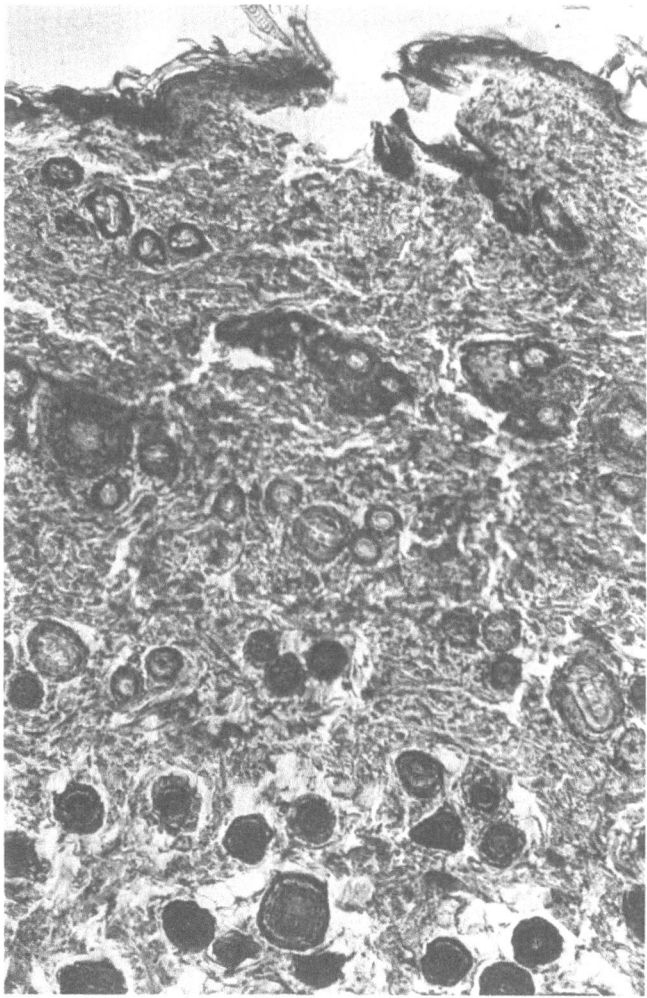

Abb. 3. Rattenhautdermis, DMSO-Applikation, 8 Tage post laesionem (Vergr. 100fach)

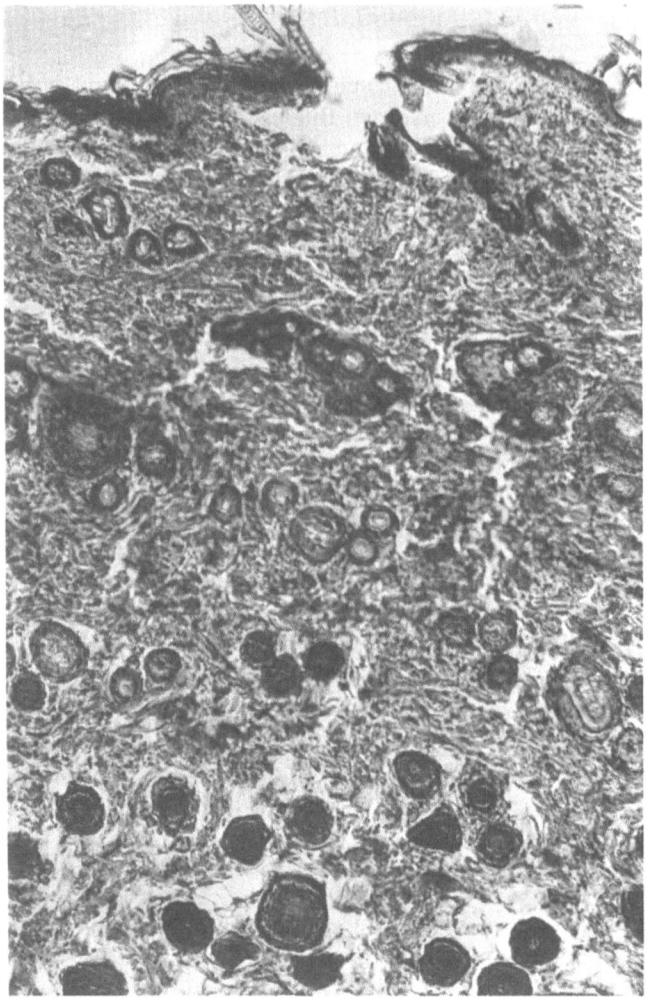

Abb. 4. Rattenhautdermis, Kaltwasseranwendung, 8 Tage post laesionem (Vergr. 100fach)

neutralen Mukopolysacchariden in den Haarfollikeln des mittleren Dermisbereichs nachweisen, während mit der panoptischen Färbung nach Pappenheim vermehrte Bildung von sauren Mukopolysacchariden in den Haarfollikeln des unteren Dermisbereiches festzustellen ist.

DMSO bei Verbrennungen wirkt somit nachweisbar auf die Hautanhangsgebilde im Kutis- und Subkutisbereich und läßt einen regenerierenden Prozeß erkennen.

Summary

Alterations in the epidermis and dermis due to a deep dermal burn (degree IIb) were examined by histological methods as in the rat skin burn and treatment model of Bauer (1983).

Alterations of tissue after chemical dermectomy (denaturalization with DMSO) are compared with the results in an untreated control group and in a group treated by the usual therapy for burns (application of cold water). Specimens were taken after 24 h and after 8 days to examine any developments. The histological and macroscopic results indicate accelerated regeneration in the area of the thermal lesion despite the extensive deterioration of superficial structures of tissue after the application of DMSO.

Literatur

Bauer JA, Scheuber H, Eitel F (in press) Model for creating defined thermal lesions in rats.

Beger I, Hauthal H (1971) Dimethylsulfoxid in Medizin und Pharmakologie. In: Martin D, Hauthal HG (Hrsg) Dimethylsulfoxid, 1. Aufl. Akademie, Berlin

Kolb KH (1965) Dimethylsulfoxid. Ann NY Acad Sci 141: 457

Koslowski L (1982) Geschichte der Behandlung der Verbrennungen. In: Ahnefeld FW, Bergmann H, Burri C et al. (Hrsg) Die Verbrennungskrankheit, 1. Aufl. Springer, Berlin Heidelberg New York, S 1–5

Lever WF, Schaumburg-Lever G (eds) (1983) Histopathology of the skin. Lippincott, Philadelphia

Romeis B (Hrsg) (1968) Mikroskopische Technik. Oldenburg, München Wien

Thermographie und transkutane pO_2-Messung der hitzegeschädigten Rattenhaut nach lokaler DMSO-Anwendung

J. A. Bauer

Einleitung, Material und Methoden

Die schmerzstillende Wirkung von DMSO bei Verbrennungen ist wohlbekannt (Herschler 1981). Andererseits ist die Wasserbehandlung von Verbrennungen und Verbrühungen die einzig anerkannte Sofortmaßnahme (Koslowski u. Hettich 1982). Aus diesen Gründen wurde die Wirkung einer 90%igen DMSO-Lösung (einmalige topische Behandlung) auf Ratten untersucht, bei denen nach einem genau definierten Modell – in Abwandlung des Modelles von Zawacki (1974) – eine Hitzeläsion des Grades II b gesetzt wird, die 15% der Körperoberfläche einnimmt (eigene Untersuchungen, Veröff. i. Vorb.).

Es wurden 10 Vierergruppen randomisiert:
- verbrüht und behandelt mit DMSO
- verbrüht und behandelt mit Wasser von 20°C
  (die Behandlung erfolgte 5 min nach Läsion mit 5 ml DMSO-Lösung bzw. mittels 10minütigen Besprühens mit Wasser)
- Kontrolle: verbrüht und nicht behandelt
- Leerwert: nicht verbrüht, aber behandelt
  (Bezug: nicht verbrüht und nicht behandelt).

Die Tiere, weibliche Sprague-Dawley-Ratten, etwa 300 g schwer, wurden unter üblichen Bedingungen der Tierhaltung gehalten: 12-h-Rhythmus, Experimente immer spätnachmittags und abends.

Gemessen wurden im nicht verbrühten Nackenareal und im verbrühten Rückenareal die Verläufe der epikutanen Temperatur und die pO_2-Profile, die sich bei der Reversed-position-Methode (eigene Untersuchungen, Veröff. i. Vorb.) unter Anwendung des Gerätes der Fa. Radiometer nach Huch et al. (1972) ergaben.

Optisch wurden die Temperaturdifferenzen mit Hilfe der Thermographie festgehalten.

Ergebnisse

Bei der Beobachtung der Wundheilung über Wochen zeigte sich, daß die DMSO-behandelten Tiere 1 Woche früher ein dichtes Fell hatten als die anderen Tiere.

Bei der Auswertung der Temperaturverläufe ergab sich, daß bei den DMSO-behandelten Tieren im Gegensatz zu den Kontrolltieren und den wasserbehandelten Tieren

(Abb. 1 und 2) die Temperaturen für die Fläche ohne Läsion und für die Fläche mit Läsion gleich blieben (Abb. 3). Dies konnte auch thermographisch nachgewiesen werden.

Die pO$_2$-Verläufe des kutanen Kapillarnetzes, die nach der Reversed-position-Methode ermittelt wurden, ergaben bei DMSO-Behandlung für die Fläche ohne Läsion und für die Fläche mit Läsion gegenläufige Kurvenbilder, die sich nach Schwankungen auf das gleiche Niveau einpendelten. Letzteres war jedoch höher als das Ausgangsniveau (Abb. 4). Gleichzeitig ging die Heizleistung der auf 42°C gehaltenen Elektroden auf niedrige Werte zurück, ein Beweis, daß die Haut warm wurde und kein Aufheizen erforderlich machte, d.h. ein Beweis für die Richtigkeit der thermometrisch-thermographischen Messungen.

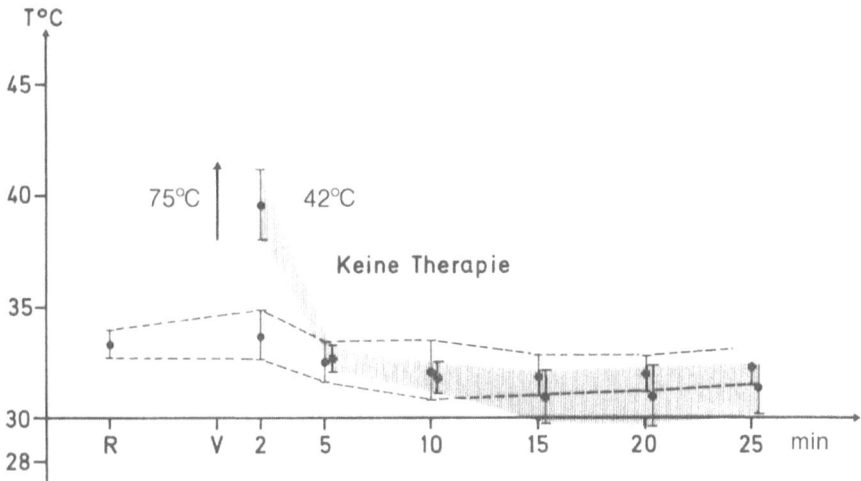

Abb. 1. Temperaturverlauf bei den Tieren der Kontrollgruppe (Läsion ohne Behandlung)

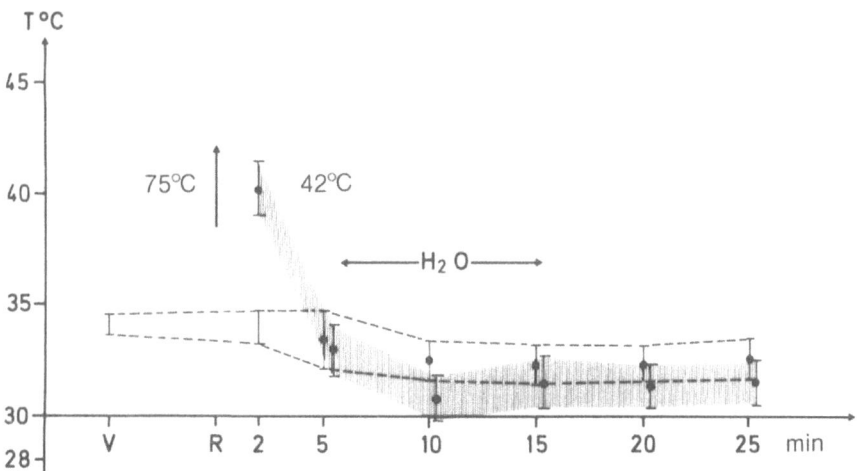

Abb. 2. Temperaturverlauf bei den Tieren mit Wasserbehandlung der Läsion

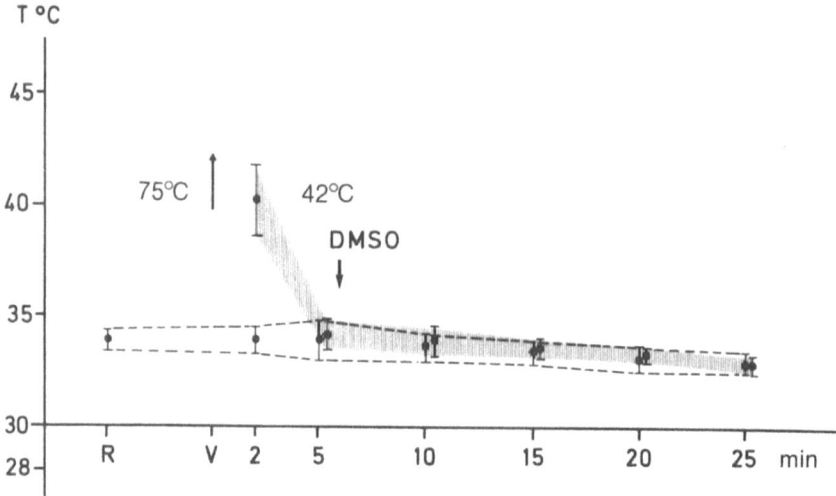

Abb. 3. Temperaturverlauf bei den Tieren mit DMSO-Behandlung der Läsion

Abb. 4. Reversed-position-Messung der pO_2-Kurvenverläufe nach Läsion und Auftragen einer DMSO-Lösung, 5 min nach Läsion

Aufgrund der geringen Erfahrungen mit der von uns neu entwickelten Reversed-position-Methode der pO$_2$-Messung (eigene Untersuchungen, Veröff. i. Vorb.) können die Beobachtungen beschrieben, jedoch nur mit Vorbehalt interpretiert werden. Es liegen pathophysiologische Zustandsänderungen im Bereich des kutanen Kapillarnetzes vor. Die zu beobachtenden Schwankungen sind am ehesten auf die DMSO-bedingte Aufhebung des bekannten Vasospasmus in der Umgebung von Verbrennungen (Ahnefeld et al. 1982) zurückzuführen.

Zusammenfassung

Weil die mit DMSO behandelten Tiere eine schnellere Wundheilung erzielten, kann einerseits als bewiesen angesehen werden, daß DMSO die Auswirkungen der Hitzenoxe mildert, andererseits vermutet werden, daß – in Umkehrung des Gesagten – pO$_2$-Verläufe wie bei der DMSO-Behandlung für eine Blockade der Hitzenoxe sprechen, und somit die Reversed-position-Methode eine Methode ist, die der Erforschung verschiedenster Substanzen auf ihre Wirksamkeit bei topischer Anwendung dient.

Summary

Changes in the epicutaneous temperature and in the curve for cutaneous partial pressure of oxygen (inverted measurements) due to a deep dermal burn (degree IIb) are demonstrated with reference to Bauer's rat skin burn and treatment model (1983). The rats that were treated with DMSO had a constant skin temperature, in contrast to the untreated control group and the group with cold water treatment. No difference in temperature (DMSO group) was detected between the undamaged and the burned area of skin.

Comparison of the course of pO$_2$ in the control group and in the DMSO-treated group shows the following results: The decrease in pO$_2$ followed the same pattern in both groups, yet there was a difference in the extent of the pO$_2$ decrease between undamaged and burnt skin. In the control group the pO$_2$ decrease was more marked in the undamaged area than in the burnt area, whereas in the DMSO-treated group the opposite was seen. The findings in the group with cold water treatment were altogether different. The pO$_2$ in the burnt area decreased markedly, whereas in the undamaged area it did not decrease at all.

Literatur

Ahnefeld FW, Bergmann H, Burri C et al. (1982) Die Verbrennungskrankheit, Entstehung, Verlauf und Therapie. Klin Anästhesiol Intensivther 25: 184

Herschler RJ (1981) Präparat zur therapeutischen und/oder kosmetischen Anwendung an Lebewesen. Offenlegungsschrift DE 3032481 A 1, Deutsches Patentamt

Huch A, Lubbers DW, Huch R (1972) Quantitative continuos measurement of partial oxygen pressure on the skin of adults and new-born babies. Pfluegers Arch 337: 185–98

Koslowski L, Hettich R (1982) Beurteilung und Behandlung von Verbrennungen. Grundlagen der Chirurgie G 10, Beilage zu Mitteilungen der Dtsch Ges Chir 1

Zawacki BE (1974) Reversal of capillary stasis and prevention of necrosis in burns. Ann Surg 180 (1): 98

Die Anwendung der 10-MHz-Ultraschallsonographie zur Bestimmung der Verbrennungstiefe bei nichtbehandelten und mit DMSO behandelten Verbrühungen am Dorsum von Ratten

J. A. Bauer, K. Schiller und F. Eitel

Neben den Methoden der Histologie und Physiologie stellt die Ultraschallsonographie eine weitere Möglichkeit dar, eine Verbrennungsverletzung und ihren Therapieverlauf zu beurteilen.

Die Anwendung der Sonographie zur Bestimmung der Tiefe, d. h. des Grades einer Verbrennung sowie ihrer oberflächlichen Ausdehnung, ist bereits angegeben worden (Kalus et al. 1979; Moserová et al. 1982; Traska 1977). Ein überzeugender Erfolg ist jedoch bisher ausgeblieben. Ein Grund liegt in der ungenügenden Bildauflösung bei Verwendung von Schallköpfen mit einer Frequenz unter 10 MHz. Ein Real-time-B-Scanner der Fa. Diasonic mit dieser Frequenz ist in unserer Klinik seit einiger Zeit im experimentellen Einsatz.

Aber auch nur eine Versuchsanordnung, die es erlaubt, die klinisch relevante Läsion vom Grad II b zu setzen, und nicht die trockene Verbrennung, sondern die sog. "scald burn injuries" zum Gegenstand der Untersuchung macht, ermöglicht die Beurteilung und Verlaufsbeobachtung des lädierten Hautorgans hinsichtlich seiner Pathophysiologie und Heilprozesse. Die Versuchsanordnung für eine standardisierte und histologisch gesicherte Verbrühung vom Grad II b wurde von uns bereits anderweitig angegeben (Wolf et al., im Druck).

Bei der Bestimmung der Hautdicke am Dorsum der Ratte zeigte sich nicht nur eine deutliche Abhängigkeit der Hautdicke vom Alter bzw. Gewicht der zu untersuchenden Ratte, sondern auch von der Körperregion, an der geschallt wurde. Deshalb wurden nur weiße, weibliche Tiere mit einem Körpergewicht von etwa 300 g verwendet.

Desgleichen muß die Stelle, an der geschallt werden soll, exakt definiert werden, um vergleichbare Werte zu erhalten. Hierzu halbiert man die Strecke von der Vertebra prominens bis zum Schwanzansatz und schallt von dieser Mittellinie kaudalwärts fingerbreit paravertebral – vollständig im verbrühten Areal (Abb. 1)

Ferner stellt sich bei der Anwendung des 10-MHz-Schallkopfes heraus, daß der notwendige Anpreßdruck des Schallkopfes auf das entsprechende Hautareal das Verbrennungsödem in Dicke und Dichte verändert, so daß es zu nicht reproduzierbaren und falschen Dickenmessungen der Dermis kommt. Die lockeren Gewebsschichten werden durch den Anpreßdruck in unterschiedlichem Maße zusammengeschoben. So ist im Ultraschall deutlich zu erkennen, wie sich die Hautdicke bei zu starkem Anpreßdruck durch das Widerlager der Niere verändert.

Um das zu vermeiden, entwickelten wir folgendes Vorgehen: Auf das zu untersuchende Hautareal wird ein allgemein übliches Kontaktgel aufgetragen, welches auf-

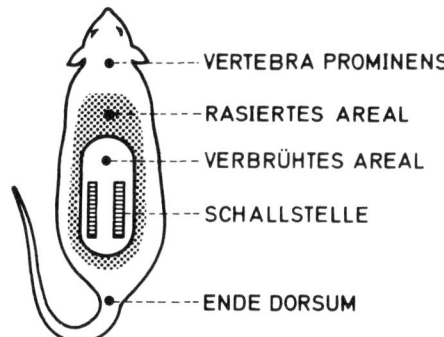

Abb. 1. Lagebeziehungen des Schallkopfes auf dem Rattendorsum

grund seiner hohen Elastizität den Schallkopf mit konstantem Druck über der Haut schweben läßt, ohne sie direkt zu berühren (Abb. 2). Die Schallwellen durchlaufen ein auf dem Sonogramm deutlich sichtbares Gelpolster – vergleichbar mit der oft beschriebenen Wasservorlaufstrecke. Der Anpreßdruck bleibt konstant gering – die Sonographie erfolgt im „Schwebeverfahren". So erst konnten reproduzierbare Dikkenmessungen an der Rückenhaut von Ratten vorgenommen werden.

Nach unserer Auffassung scheint es am sinnvollsten, die Dickenmessungen der verbrühten Haut 3–4 h nach gesetzter Läsion vorzunehmen, da dann das Verbrennungsödem bereits maximal ausgeprägt ist und für einige Zeit konstant bleibt.

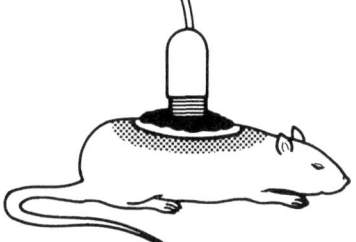

Abb. 2. Haltung des Schallkopfes auf dem Kontaktgel über dem Rattendorsum

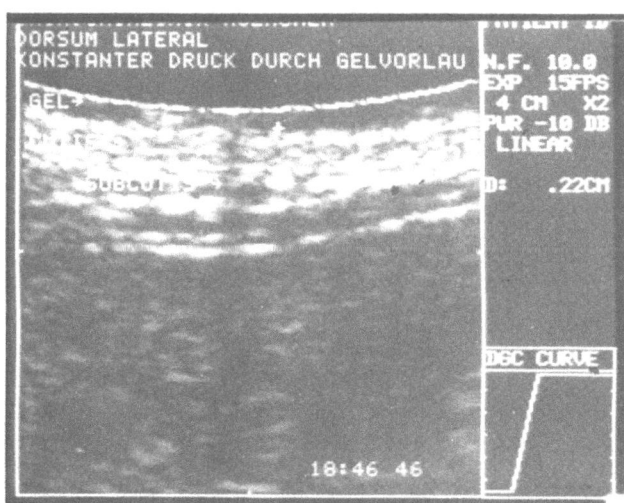

Abb. 3. Im Schwebeverfahren erzieltes Sonogramm der unverbrühten Rattenhaut

Im Sonogramm zeigt sich bei der unverbrannten Haut eine aus mehreren dichten Lagen zusammengesetzte Kutis, die weitgehend einheitlich erscheint mit einer Dicke von etwa 2 mm. Darunter folgt eine etwa 0,5 mm dicke, echoarme Subkutisschicht, welche an eine wiederum 0,5 mm dicke Faszienschicht angrenzt (Abb. 3).

Die verbrühte Haut vom Grad IIb 4 h post laesionem zeigt eine ödematös aufgelokkerte Kutisschicht mit einer Dicke von etwa 3 mm. Die darunter liegende Subkutisschicht bleibt in ihrer Dicke von der thermischen Läsion weitgehend unbeeinflußt (Abb. 4 und 5).

Die Histologie zeigt jedoch, daß auch in der Subkutis eindeutig Veränderungen zu beobachten sind. So weist die unverbrühte Haut eine homogene Subkutis auf, die von mehreren, zarten Bindegewebsschichten schräg durchzogen wird. Die verbrühte Haut stellt sich dagegen mit einer inhomogenen Subkutisschicht dar, in der die Bindegewebsschichten weitgehend geschrumpft sind.

Aufgrund der sonographischen Differenzierungsmöglichkeiten zwischen unverbrühter und verbrühter Haut läßt sich die Übergangszone vom gesunden zum lädierten Gewebe eindeutig lokalisieren. Der sonographisch bestimmte Grenzbereich der lädierten Haut vom Grad IIb entspricht exakt der makroskopisch erkennbaren Grenze.

Es wurde die Hautdicke von jeweils 5 Tieren einer Gruppe (unbehandelt, mit Wasser behandelt und mit DMSO behandelt) vor und 4 h nach Setzen der Läsion bestimmt. Erst die sich ergebende Differenz – die von uns als „Ödemindex" bezeichnet wird – kann für eine statistische Aussage verwendet werden.

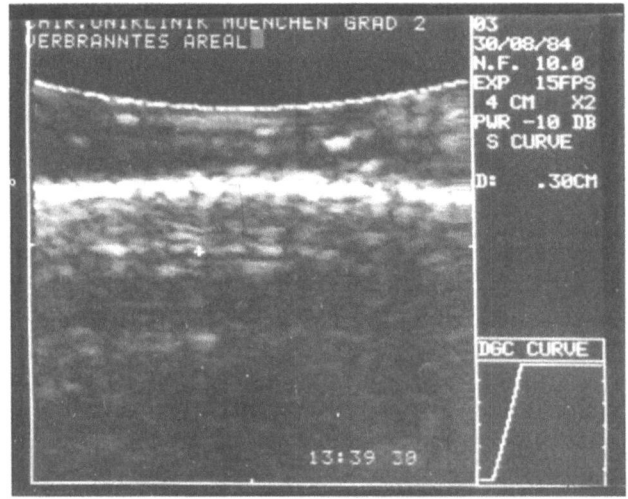

Abb. 4. Im Schwebeverfahren erzieltes Sonogramm der verbrühten Rattenhaut

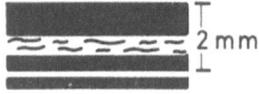

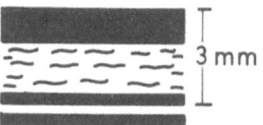

Abb. 5. Schematische Wiedergabe der Größenunterschiede zwischen unverbrühter und verbrühter Rattenhaut

Die Hautdicke bei weiblichen Ratten von etwa 300 g Körpergewicht beträgt im Mittel *2,2 mm,* 4 h nach Setzen einer Verbrühung vom Grad II b beträgt die Dicke im Mittel *3 mm,* die sich ergebende Differenz *0,82 mm.*

Werden die Tiere 5 min nach Setzen einer Läsion mit einer 90%igen DMSO-Lösung bestrichen, ergibt sich eine Dickendifferenz von *0,86 mm,* d. h. die behandelte und unbehandelte Haut unterscheiden sich 4 h nach Verbrühung hinsichtlich ihrer Dicke nicht signifikant. Bei Behandlung der Tiere mit 18°C kaltem Wasser 5 min nach der Läsion ergibt sich eine Dickendifferenz von *0,92 mm.* Auch hier zeigt sich kein signifikanter Unterschied zwischen behandelter und unbehandelter Haut.

Als einfaches und schonendes Verfahren ist die 10-MHz-Ultraschallsonographie in der Lage, innerhalb kürzester Zeit die Tiefe und Ausdehnung einer Verbrühung zu diagnostizieren. Dennoch konnte mit dieser Methode bei den bisherigen Forschungen innerhalb der ersten 4 h noch kein eindeutiger Effekt in der Wirkung von DMSO aufgezeigt werden.

Obwohl eine größere Anzahl von Langzeitergebnissen bei der Behandlung mit DMSO noch nicht vorliegt, konnte in Einzelfällen nach 3 Tagen bereits ein deutlicher Rückgang des Ödemindex unter DMSO-Behandlung im Vergleich zur Kontrollgruppe nachgewiesen werden.

Des weiteren stellt die Bestimmung des Ödemindex nur eine mögliche Methode zur Bestimmung des Therapieerfolges bei Hautverbrühungen dar. Die Wirkung von DMSO – insbesondere über einen längeren Zeitverlauf – muß auch mit anderen Methoden weiter untersucht werden.

Auch im klinischen Erscheinungsbild und in den histologischen Präparaten sind deutliche Unterschiede erkennbar, die es nahe legen, daß durch eine Behandlung mit DMSO eine Vermeidung des Nachbrennens sowie der Verbrennungskrankheit zu erwarten sind.

Summary

A real-time scanner with a 10-MHz transducer head and with conventional echo ultrasound equipment is capable of distinguishing the interfaces within burnt skin. The identification of these interfaces allowed a quantitative assessment of both the depth and the area of scald burn injuries on the dorsum of rats. A control group, a water-treated group, and a DMSO-treated group were compared. No significant difference in the depth of scald-burns was found among the skins of the three groups.

Literatur

Kalus AM, Aindow J, Caulfield MR (1979) Application of ultrasound in assessing burn depth. Lancet 1: 188–189

Moserová J, Hlava P, Malínský J (1982) Scope for ultrasound diagnosis of depth of thermal damage. Acta Chir Plast (Prague) 24 (4): 235–242

Traska MR (1977) Ultrasound device tells burn extent. Mod Health Care 7 (8): 46

Wolf K, Posel P, Bauer J (im Druck) Histologische Veränderungen geschädigter Rattenhaut. Ein Vergleich verschiedener Behandlungsmethoden. Vortrag vor der 79. Versammlung der Anatomischen Gesellschaft, Bochum 26.–29. 3. 1984

Concluding Remarks

S. W. Jacob

The International Scientific Workshop on the Use of DMSO in Medicine has made an immensely useful contribution to scientific knowledge.

It would be difficult to identify the most significant presentation. All have contributed to a better understanding of this major therapeutic principle.

The three basic science reports on the early treatment of thermal burns with DMSO serve as a sound basis for stating that DMSO is the therapy of choice for the first aid treatment of burns being clearly superior to cold water.

DMSO is being used on a worldwide basis as the cryophylactic preservative of choice to protect tissues against freezing damage.

Combinations of DMSO and tetracaine provide useful surface anesthesia for the skin and the tympanic membrane.

DMSO plus 5-fluorouracil seems to be an exciting combination for the treatment of psoriasis vulgaris, and continues to show promise in the therapy of amyloidosis.

DMSO and its metabolites are important elements in the natural sulfur cycle of man.

DMSO is the treatment of choice for the cutaneous manifestations of scleroderma.

Topical DMSO aids significantly in recovery from sport injuries.

A substantial body of evidence is accumulating to show that intravenous DMSO is clearly superior to other chemical agents in the treatment of head and spinal cord injuries.

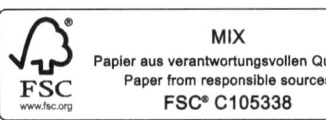

MIX
Papier aus verantwortungsvollen Quellen
Paper from responsible sources
FSC® C105338

If you have any concerns about our products,
you can contact us on
ProductSafety@springernature.com

In case Publisher is established outside the EU,
the EU authorized representative is:
Springer Nature Customer Service Center GmbH
Europaplatz 3, 69115 Heidelberg, Germany

Printed by Libri Plureos GmbH
in Hamburg, Germany